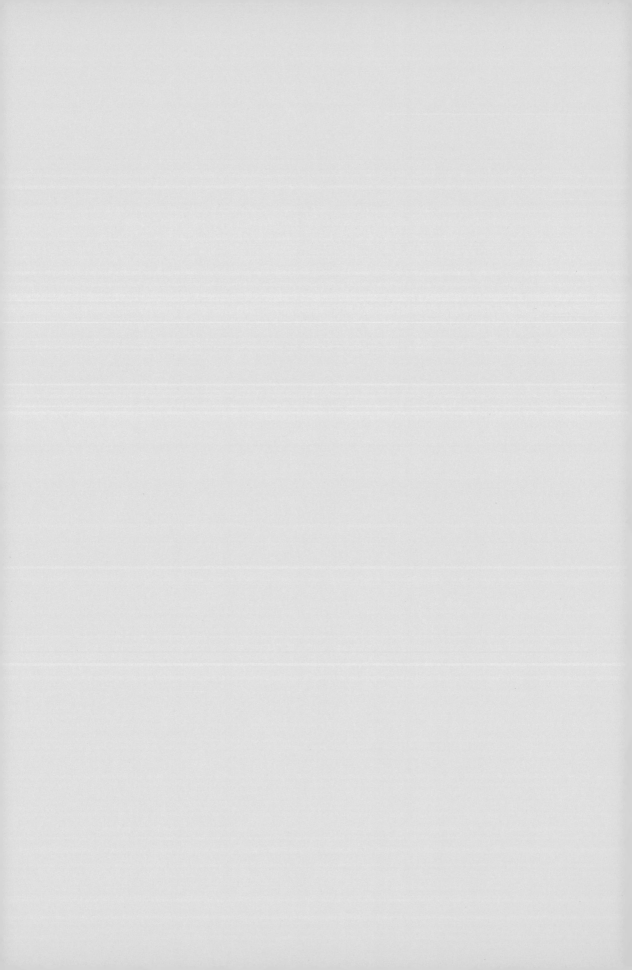

おうちでできる「菌力UP!」エクササイズ

入院編
（注射剤）

南山堂

執筆者一覧

坂野 昌志　　名古屋セントラル病院薬剤科

奥平 正美　　安城更生病院薬剤部

村木 優一　　京都薬科大学臨床薬剤疫学分野

吉村 昌紘　　名古屋セントラル病院薬剤科

序

　「尿路感染症の患者さんなんですが，尿の培養から腸球菌が検出されたため，抗菌薬を○○ペネムから○○シリンに変更してもらうよう提案します」

　「婦人科のA医師から○○感染症の妊婦さんに対する抗菌薬の使い方について相談を受けたので，○○シリンを提案しました」

　先輩薬剤師がこのような会話をしているのを聞いたことがありませんか？ 先輩薬剤師は医師とともに対応を検討し，堂々と感染症治療に関する話ができている．私なんて知識がないから，もし同様な状況になってもどのように答えていいのかわからない……．入職後すぐの薬剤師が感染症治療で気後れするのは自然だと思います．私もその当時を思い出すと，感染症に対する知識や自信など，まったくなかったことを思い出します．

　また，薬剤師も参加する施設内のインフェクションコントロールチーム（ICT）の活動内容には，感染症診療における抗菌薬の適正使用の推進と，手指消毒や消毒薬の適正使用を中心とした感染対策への関与があります．適切な抗菌薬の選択・使用状況モニタリングだけでなく，病院薬剤師が感染制御に関わることや，地域連携も含めた業務内容の幅広さに不安を感じることあるでしょう．

　そのため，本書は「もう迷わない！ 抗菌薬Navi 第3版」の内容をもとに，知識の確認だけでなく，実際に知識を活用する臨床現場を想定したさまざまな問題を解きながら感染症予防と治療のスキルを習得できるように構成しました．また，臨床現場に即したより実践的な問題集にするために「外来編（経口剤）」と「入院編（注射剤）」の2分冊とし，本書では主に入院病棟で抗菌薬を使用する場面に焦点をあてています．

　どの病棟でも感染症診療は行われており，治療的・予防的介入では診療科を横断的に関与する必要もあります．本書が，感染症を学ぼうとする皆さんの自己学習に役立ち，感染症診療，感染予防の一助となれば幸いです．

　2021年9月

著者を代表して
奥平 正美

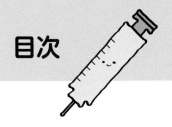

目次

第1部 基本編

1～6,9,11坂野昌志／吉村昌紘,　7,12坂野昌志,　8,10吉村昌紘

本書の使い方

STEP1 基本編を解く ● ● ● ● ● ● ● ● ● ● ● ● ● ●

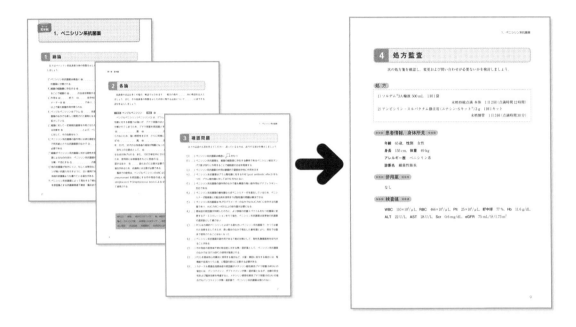

STEP2 応用編を解く ● ● ● ● ● ● ● ● ● ● ● ●

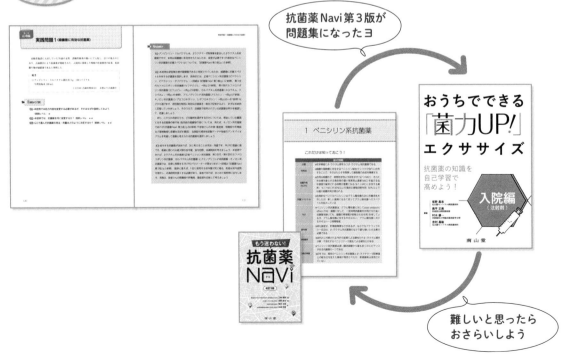

抗菌薬 Navi 第3版が
問題集になったヨ

おうちでできる
「菌力UP!」
エクササイズ

抗菌薬の知識を
自己学習で
高めよう!

入院編
〈注射剤〉

南山堂

もう迷わない!
抗菌薬
Navi

南山堂

難しいと思ったら
おさらいしよう

★本書の「処方監査」に登場する検査値の基準値 (正常値) 一覧

検査項目	基準値 (正常値)	単位
白血球数 (WBC)	32〜89	$10^2/\mu L$
赤血球数 (RBC)	男性：427〜570 女性：376〜500	$10^4/\mu L$
血小板数 (Plt)	13〜37	$10^4/\mu L$
好中球	40〜70	%
ヘモグロビン量 (Hb)	男性：13.5〜18.0 女性：11.3〜15.2	g/dL
ALT (GPT)	4〜44	U/L
AST (GOT)	8〜38	U/L
血清クレアチニン (Scr)	男性：0.6〜1.1 女性：0.4〜0.8	mg/dL
推算糸球体濾過量 (eGFR)	≧90	mL/分/1.73m^2

eGFRの基準値は日本腎臓学会「エビデンスに基づくCKD診療ガイドライン2018」に基づく.

本書に記載されている情報は，最新かつ正確を期すように最善の努力をしておりますが，医薬品の適応，用法・用量，副作用情報や，診療ガイドラインの内容は，臨床試験や調査の結果をふまえて常に改訂されております．各薬剤の使用に際しては，添付文書・インタビューフォームをはじめとする製造者が提供する情報を十分にご確認ください．

第1部
基本編

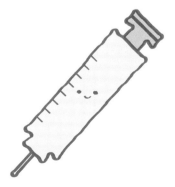

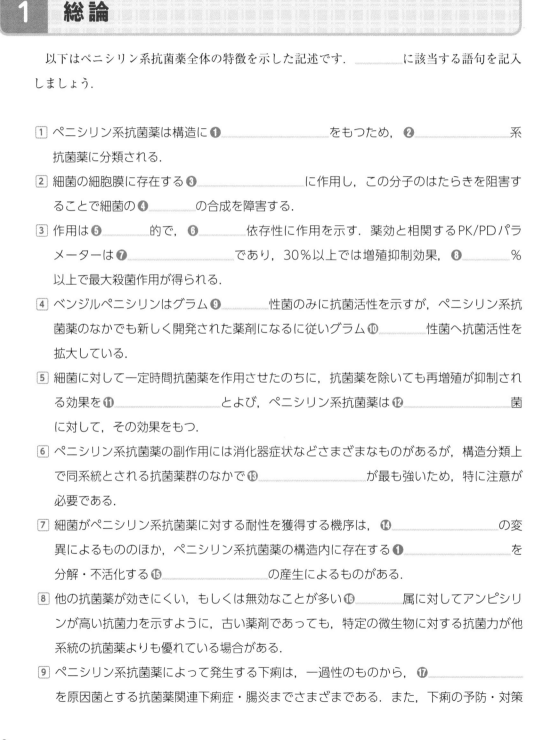

第1部
基本編

1. ペニシリン系抗菌薬

1 総論

　以下はペニシリン系抗菌薬全体の特徴を示した記述です．＿＿＿＿＿に該当する語句を記入しましょう．

[1] ペニシリン系抗菌薬は構造に❶＿＿＿＿＿＿をもつため，❷＿＿＿＿＿＿系抗菌薬に分類される．

[2] 細菌の細胞膜に存在する❸＿＿＿＿＿＿に作用し，この分子のはたらきを阻害することで細菌の❹＿＿＿＿の合成を障害する．

[3] 作用は❺＿＿＿＿的で，❻＿＿＿＿依存性に作用を示す．薬効と相関するPK/PDパラメーターは❼＿＿＿＿＿＿であり，30%以上では増殖抑制効果，❽＿＿＿＿%以上で最大殺菌作用が得られる．

[4] ベンジルペニシリンはグラム❾＿＿＿＿性菌のみに抗菌活性を示すが，ペニシリン系抗菌薬のなかでも新しく開発された薬剤になるに従いグラム❿＿＿＿性菌へ抗菌活性を拡大している．

[5] 細菌に対して一定時間抗菌薬を作用させたのちに，抗菌薬を除いても再増殖が抑制される効果を⓫＿＿＿＿＿＿とよび，ペニシリン系抗菌薬は⓬＿＿＿＿＿＿菌に対して，その効果をもつ．

[6] ペニシリン系抗菌薬の副作用には消化器症状などさまざまなものがあるが，構造分類上で同系統とされる抗菌薬群のなかで⓭＿＿＿＿＿＿が最も強いため，特に注意が必要である．

[7] 細菌がペニシリン系抗菌薬に対する耐性を獲得する機序は，⓮＿＿＿＿＿＿の変異によるもののほか，ペニシリン系抗菌薬の構造内に存在する❶＿＿＿＿＿＿を分解・不活化する⓯＿＿＿＿＿＿の産生によるものがある．

[8] 他の抗菌薬が効きにくい，もしくは無効なことが多い⓰＿＿＿＿属に対してアンピシリンが高い抗菌力を示すように，古い薬剤であっても，特定の微生物に対する抗菌力が他系統の抗菌薬よりも優れている場合がある．

[9] ペニシリン系抗菌薬によって発生する下痢は，一過性のものから，⓱＿＿＿＿＿＿を原因菌とする抗菌薬関連下痢症・腸炎までさまざまである．また，下痢の予防・対策

として❸_____が投与されることもある．

10 ペニシリン系抗菌薬の代謝・排泄経路は❹_____型である．

2　各論

　　抗菌薬の表記は多くの場合，略語で示されます．一般名の後の＿＿＿＿内に略語を記入しましょう．また，その抗菌薬の特徴を示した内容に関する記述について＿＿＿＿に該当する語句を記入しましょう．

一般名　ベンジルペニシリン　　**略語** ❶＿＿＿＿＿

　　ベンジルペニシリン（ペニシリンG）は，グラム❷＿＿＿＿性菌に対して使用され，感受性菌に対する殺菌力は強いが，ブドウ球菌のほとんどが産生する❸＿＿＿＿＿＿で分解されてしまうため，ブドウ球菌を原因菌とする感染症には無効なことが多い．一方，❹＿＿＿＿＿＿菌，❺＿＿＿＿＿＿菌には，❸＿＿＿＿＿産生菌がみられないため，強い感受性を示す．さらに同様に，❸＿＿＿＿＿産生菌でなければ❻＿＿＿＿＿属，❼＿＿＿＿＿菌，ブドウ球菌にも有効である．また近年，20代，30代の女性患者の増加が問題となった❽＿＿＿＿＿にも有効である．

　　投与上の注意点として，❾＿＿＿＿＿が短いため，短い間隔での投与が必要になる点があげられる．また，100万単位中に59.8 mg（1.53 mEq）のカリウムを含有するため，使用時には検査値をもとに患者の❿＿＿＿＿や⓫＿＿＿＿＿を確認するほか，⓬＿＿＿変化などに注意が必要である．さらに，⓭＿＿＿が強く生じる場合があるため，点滴時には注意が必要である．

　　臨床での使用は，ベンジルペニシリンのMIC≦0.06 μg/mLの肺炎球菌（*Streptococcus pneumoniae*）を原因菌とする市中発症の成人⓮＿＿＿や，緑色レンサ球菌（Viridans streptococci）や*Streptococcus bovis*による⓯＿＿＿＿＿には第一選択薬として使用される．

---

❶PCG　　❷陽　　❸βラクタマーゼ　　❹, ❺肺炎球/髄膜炎　　❻腸球菌（*Enterococcus*）
❼インフルエンザ桿　　❽梅毒トレポネーマ　　❾血中半減期　　❿, ⓫腎機能/血清電解質
⓬心電図　　⓭血管痛　　⓮髄膜炎　　⓯感染性心内膜炎

一般名 アンピシリン **略語** ❶＿＿＿＿＿＿

　抗菌スペクトルが一部のグラム❷＿＿＿＿＿性菌に拡大されたが，ベンジルペニシリンと同様に❸＿＿＿＿＿＿＿＿産生菌には使用できない．また，添付文書上，インフルエンザ菌に適応はあるものの，❸＿＿＿＿＿＿＿＿＿産生による耐性ではなく，抗菌薬の結合部位である❹＿＿＿＿＿＿＿を変化させることで耐性を獲得した❺＿＿＿＿＿＿が増加しており，アンピシリンが無効な症例が増加している．

　臨床では，ベンジルペニシリンの MIC≦0.06 μg/mL の肺炎球菌 (*Streptococcus pneumoniae*) や，❻＿＿＿＿＿＿＿＿を原因菌とする市中発症の成人❼＿＿＿＿＿，腸球菌属 (Enterococci) による❽＿＿＿＿＿＿＿，および❾＿＿＿＿＿＿（ただし，アンピシリンに感受性ありの場合に限る）には第一選択薬として使用される．また，入院治療が必要な❿＿＿＿＿のうち，アンピシリンに感受性のあるインフルエンザ菌が原因菌のものにはアンピシリンが第一選択薬となる場合がある．

一般名 スルバクタム・アンピシリン **略語** ⓫＿＿＿＿＿

　アンピシリン耐性菌が産生する⓬＿＿＿＿＿＿＿＿によってアンピシリンが分解されるのを防ぐため，⓬＿＿＿＿＿＿阻害薬であるスルバクタムが配合された薬剤で，アンピシリン耐性菌にも効果を示す．よって，アンピシリン単独の使用では無効であった⓭＿＿＿＿＿＿菌，⓮＿＿＿＿＿＿＿菌，⓯＿＿＿＿＿＿桿菌などにも有効性をもつ．また，⓰＿＿＿＿＿性菌のバクテロイデス属などにも有効であるが，添付文書上での適応はない．

　臨床では，原因菌が不明な場合や，⓬＿＿＿＿＿＿を産生する⓯＿＿＿＿＿桿菌，⓰＿＿＿＿性を原因菌とし，入院が必要な⓱＿＿＿＿＿に第一選択薬として使用されることがあるほか，軽症から中等症の⓲＿＿＿＿＿＿などにも使用される．

❶ABPC　❷陰　❸βラクタマーゼ　❹ペニシリン結合タンパク質 (PBP)
❺βラクタマーゼ非産生アンピシリン耐性インフルエンザ菌 (BLNAR)
❻リステリア (*Listeria monocytogenes*)　❼髄膜炎　❽感染性心内膜炎
❾血管内留置カテーテル関連血流感染症　❿肺炎　⓫SBT/ABPC　⓬βラクタマーゼ
⓭, ⓮ブドウ球/大腸　⓯インフルエンザ　⓰嫌気　⓱肺炎　⓲腹膜炎

一般名 ピペラシリン　　**略語** ❶＿＿＿＿＿＿＿

　ピペラシリンのグラム❷＿＿＿＿＿性菌に対する抗菌スペクトルはアンピシリンよりも拡大し，加えて，❸＿＿＿＿＿＿＿＿＿属や，❹＿＿＿＿＿＿＿＿＿＿属，❺＿＿＿＿＿菌など，一部の❻＿＿＿＿性菌に対しても抗菌活性を示すほか，❼＿＿＿＿＿＿＿＿＿＿にも有効である．耐性菌が産生する❽＿＿＿＿＿＿＿＿に対する安定性はアンピシリンよりも高く，分解されにくいが，一部の❽＿＿＿＿＿＿＿＿では分解される．

　グラム陽性菌，グラム陰性菌，❾＿＿＿＿＿性菌と広い抗菌スペクトルをもつが，耐性菌抑制の観点から臨床での使用は❿＿＿＿＿菌や⓫＿＿＿＿＿＿＿＿による⓬＿＿＿＿＿のように特定の原因微生物による感染症をターゲットにした使用に限定すべきである．また，市中発症の軽症から中等症の⓭＿＿＿＿＿・⓮＿＿＿＿＿＿＿＿＿などに第一選択薬とされる場合もある．

一般名 タゾバクタム・ピペラシリン　　**略語** ⓯＿＿＿＿＿＿＿

　ピペラシリン耐性菌が産生する⓰＿＿＿＿＿＿＿＿によるピペラシリンの分解を防ぐ目的で，⓰＿＿＿＿＿＿＿阻害薬のタゾバクタムが配合された薬剤で，耐性菌にも効果をもつ．ピペラシリンは，グラム⓱＿＿＿＿＿性菌が産生する⓰＿＿＿＿＿＿＿＿には比較的安定であるが，⓲＿＿＿＿＿菌などの一部の菌が産生する⓰＿＿＿＿＿＿＿＿には不安定である．タゾバクタムを配合することでこれらの細菌にも有効になり，現在使用できる抗菌薬のなかでもトップレベルに広い抗菌スペクトルを示す．

　臨床では，原発巣不明の⓳＿＿＿＿＿に対するエンピリックセラピー（経験的治療）で用いられるほか，全身感染症である⓴＿＿＿＿＿＿＿＿＿＿＿＿＿＿や，緑膿菌による㉑＿＿＿＿＿＿＿，呼吸器領域では重症の㉒＿＿＿＿＿，腹部・消化器領域では重症の㉓＿＿＿＿＿・㉔＿＿＿＿＿，泌尿器領域では㉕＿＿＿＿＿＿など重症感染症に対して第一選択薬として使用されることが多い．

❶PIPC　　❷陰　　❸エンテロバクター　　❹バクテロイデス　　❺緑膿　　❻嫌気

❼BLNAR　　❽βラクタマーゼ　　❾嫌気　　❿緑膿　　⓫BLNAR　　⓬肺炎

⓭，⓮胆囊炎/胆管炎　　⓯TAZ/PIPC　　⓰βラクタマーゼ　　⓱陰　　⓲ブドウ球

⓳敗血症　　⓴血管内留置カテーテル関連血流感染症　　㉑術後骨髄炎　　㉒肺炎

㉓，㉔胆道炎/胆管炎　　㉕複雑性腎盂腎炎

3 確認問題

以下の記述の正誤を答えてください. 誤っているものは, 該当する部分を修正しましょう.

1 (　　) ペニシリン系抗菌薬は構造に $\underset{O}{\square}\!-\!N$ をもつ.

2 (　　) ペニシリン系抗菌薬は, 細菌の細胞壁に存在する酵素であるペニシリン結合タンパク質 (PBP) に作用することで細胞壁の合成を阻害する.

3 (　　) ペニシリン系抗菌薬の作用は静菌的で濃度依存性に作用を示す.

4 (　　) ペニシリン系抗菌薬はグラム陽性菌に対するPAE (post antibiotic effect) をもつが, グラム陰性菌に対してはPAEをもたない.

5 (　　) ペニシリン系抗菌薬の副作用のなかで最も頻度の高い副作用はアナフィラキシー反応である.

6 (　　) ペニシリン系抗菌薬の耐性菌ならばペニシリナーゼを産生しているため, ペニシリナーゼ阻害薬との配合剤を使用すれば耐性菌の問題は解決できる.

7 (　　) ペニシリン系抗菌薬はPK/PDパラメーターのなかではAUC/MICに依存する抗菌薬であり, AUC/MIC>400以上の投与量が必要になる.

8 (　　) 感染症の原因菌が判明したのちに, より狭域の抗菌スペクトルをもつ抗菌薬に変更するデ・エスカレーションを行う場合, ペニシリン系抗菌薬は変更後の抗菌薬の選択肢として適さない.

9 (　　) PCGは古典的ペニシリンとよばれる最も古いペニシリン系抗菌薬で, かつては優れた効果を示してきたが, 長い歴史のなかで発生した耐性菌により, 現在では臨床で使用されることはなくなった.

10 (　　) ペニシリン系抗菌薬の副作用である下痢の対策として, 耐性乳酸菌製剤を投与することがある.

11 (　　) 市中発症の原発巣不明の敗血症に対する第一選択薬として, ペニシリン系抗菌薬のなかではSBT/ABPCの使用が推奨される.

12 (　　) PCGを感染性心内膜炎に使用する場合など, 大量・頻回に投与する場合には, 腎機能や血清カリウム値, 心電図の変化に注意する必要がある.

13 (　　) カテーテル関連血流感染症の原因菌がメチシリン耐性黄色ブドウ球菌 (MRSA) の場合には, バンコマイシン, ダプトマイシンが第一選択薬となるが, 治療の安全性および臨床効果を考慮すると, メチシリン感受性黄色ブドウ球菌 (MSSA) の場合でもバンコマイシンが第一選択薬で, ペニシリン系抗菌薬は使われない.

14 （　　　） 市中発症の誤嚥性肺炎の場合，広域スペクトルをもつ抗菌薬による幅広い菌種への対応が必要になるため，TAZ/PIPC が第一選択薬となる．

15 （　　　） βラクタマーゼ非産生アンピシリン耐性菌 (BLNAR) が原因菌となる肺炎の治療に，PIPC を第一選択薬として使用することがある．

16 （　　　） AMPC と AMPC/CVA が併用される処方が，同成分の重複投与であり，処方ミスの可能性が高い．

17 （　　　） カテーテル非留置の複雑性膀胱炎は尿路感染症であり，第一選択薬は経口キノロン系抗菌薬である．そのため，経口ペニシリン系抗菌薬が選択されることはない．

18 （　　　） *Clostridioides difficile* による抗菌薬関連下痢症は，抗菌スペクトルを考慮するとペニシリン系抗菌薬の使用中に発生することは考えられない．

19 （　　　） ペニシリン耐性肺炎球菌 (PRSP) の分離頻度はきわめて低いため，通常，肺炎レンサ球菌 (*Streptococcus pneumoniae*) への AMPC の使用は問題にならない．

20 （　　　） ペニシリン系抗菌薬は腎排泄型の薬剤と考えられている．

こたえ

1：○

2：×（PBP は細菌の細胞膜に存在する）

3：×（殺菌的で時間依存性の作用をもつ）

4：○

5：×（βラクタム系抗菌薬のなかで最も強いアナフィラキシー反応を示すが，副作用として最も高い頻度で生じるわけではない）

6：×（耐性菌の発現機序には PBP 変異によるものもある）

7：×（PK/PD パラメーターのなかでは %T>MIC に依存する抗菌薬であり，増殖抑制効果は 30％以上，最大殺菌作用は 50％以上とされる）

8：×（ペニシリン系抗菌薬には，狭域の抗菌スペクトルをもち，特定の細菌に対する高い効果を持つ薬剤があり，デ・エスカレーションに適したものがある）

9：×（PCG は現在も，感染性心内膜炎，髄膜炎など，多くの感染症に使用される）

10：○

11：×（ペニシリン系抗菌薬のなかでは TAZ/PIPC が推奨される）

12：○（加えて，血管痛にも注意が必要である）

13：×（ペニシリナーゼ非産生菌であれば ABPC が第一選択薬となる）

14：×（市中発症の誤嚥性肺炎であれば SBT/ABPC が第一選択薬となる）

15：○

16：×（AMPC の投与量を増やすために，あえて同成分を重複させる目的で併用されるケースが少なくない）

17：×（カテーテル非留置の複雑性膀胱炎であれば AMPC/CVA が第一選択薬となる）

18：×（ペニシリン系抗菌薬の使用中にも *C. difficile* による抗菌薬関連下痢症に注意する必要がある）

19：×（PBP 変異により耐性を示す PRSP は増えており，AMPC 使用時には注意が必要になる）

20：○

4 処方監査

次の処方箋を確認し，変更および問い合わせが必要ないかを検討しましょう．

処 方

1) ソルデム®3A輸液 500 mL　1回1袋

　　　　　　　　　　　末梢持続点滴 本体　1日2回（点滴時間12時間）

2) アンピシリン・スルバクタム静注用（ユナシン-Sキット®）3 g　1回1キット

　　　　　　　　　　　末梢側管　1日3回（点滴時間30分）

▷▷▷ 患者情報，身体所見 ◁◁◁

年齢　65歳，**性別**　女性

身長　155 cm，**体重**　49 kg

アレルギー歴　ペニシリン系

診断名　細菌性肺炎

▷▷▷ 併用薬 ◁◁◁

なし

▷▷▷ 検査値 ◁◁◁

WBC　$110 \times 10^2 / \mu$L，RBC　$466 \times 10^4 / \mu$L，Plt　$25 \times 10^4 / \mu$L，**好中球**　77 %，Hb　11.6 g/dL，

ALT　22 U/L，AST　28 U/L，Scr　0.6 mg/dL，eGFR　75 mL/分/1.73 m^2

> **Answer**
>
> 　ペニシリン系抗菌薬にアレルギーの既往をもつ患者には，スルバクタム・アンピシリン (SBT/ABPC) は使用できません．患者へアレルギー歴について聞き取りを実施し，処方医へ問い合わせが必要です．

▶▶▶ 解説 ◀◀◀

　薬剤によるアレルギー歴がある場合，原則としてその薬剤を避ける必要があります．しかし，患者へ詳細な聞き取りを行うと，実はアレルギー症状ではなく，ただ下痢などの副作用が出現しただけであり，「アレルギー歴」と「副作用歴」を同じものと捉えている場合もあります．そのため，処方医への問い合わせの前に，まずは患者へアレルギー歴の確認を行いましょう．薬剤名，症状，症状発現日など具体的な情報を聞き取ってください．

　これらの聞き取った情報を処方医へ報告し，使用可否について処方医と協議しましょう．

▶▶▶ ワンポイントアドバイス ◀◀◀

　聞き取りの結果，実際にペニシリン系抗菌薬によるアレルギー歴があった場合は，同系薬剤を使用できません．細菌性肺炎のエンピリック治療でβラクタム系抗菌薬を避ける場合は，ニューキノロン系抗菌薬のレボフロキサシン (LVFX) が候補となります．

文献

1) 日本感染症学会・日本化学療法学会 JAID/JSC感染症治療ガイド・ガイドライン作成委員会：JAID/JSC感染症治療ガイド2019, ライフサイエンス出版, 2019.

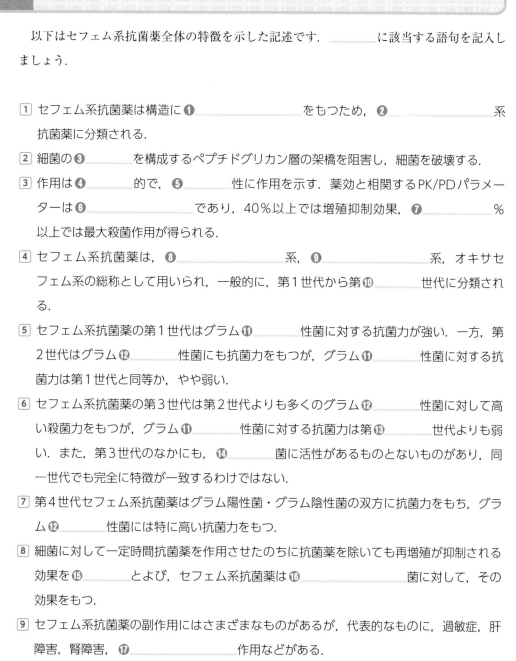

2. セフェム系抗菌薬

1 総論

　以下はセフェム系抗菌薬全体の特徴を示した記述です．＿＿＿＿＿に該当する語句を記入しましょう．

1　セフェム系抗菌薬は構造に❶＿＿＿＿＿＿をもつため，❷＿＿＿＿＿＿系抗菌薬に分類される．

2　細菌の❸＿＿＿＿＿を構成するペプチドグリカン層の架橋を阻害し，細菌を破壊する．

3　作用は❹＿＿＿＿＿的で，❺＿＿＿＿＿性に作用を示す．薬効と相関するPK/PDパラメーターは❻＿＿＿＿＿＿であり，40％以上では増殖抑制効果，❼＿＿＿＿＿％以上では最大殺菌作用が得られる．

4　セフェム系抗菌薬は，❽＿＿＿＿＿＿系，❾＿＿＿＿＿＿系，オキサセフェム系の総称として用いられ，一般的に，第1世代から第❿＿＿＿＿世代に分類される．

5　セフェム系抗菌薬の第1世代はグラム⓫＿＿＿＿＿性菌に対する抗菌力が強い．一方，第2世代はグラム⓬＿＿＿＿＿性菌にも抗菌力をもつが，グラム⓫＿＿＿＿＿性菌に対する抗菌力は第1世代と同等か，やや弱い．

6　セフェム系抗菌薬の第3世代は第2世代よりも多くのグラム⓬＿＿＿＿＿性菌に対して高い殺菌力をもつが，グラム⓫＿＿＿＿＿性菌に対する抗菌力は第⓭＿＿＿＿＿世代よりも弱い．また，第3世代のなかにも，⓮＿＿＿＿＿菌に活性があるものとないものがあり，同一世代でも完全に特徴が一致するわけではない．

7　第4世代セフェム系抗菌薬はグラム陽性菌・グラム陰性菌の双方に抗菌力をもち，グラム⓬＿＿＿＿＿性菌には特に高い抗菌力をもつ．

8　細菌に対して一定時間抗菌薬を作用させたのちに抗菌薬を除いても再増殖が抑制される効果を⓯＿＿＿＿＿とよび，セフェム系抗菌薬は⓰＿＿＿＿＿＿菌に対して，その効果をもつ．

9　セフェム系抗菌薬の副作用にはさまざまなものがあるが，代表的なものに，過敏症，肝障害，腎障害，⓱＿＿＿＿＿＿＿作用などがある．

10　セフェム系抗菌薬に対して細菌が耐性を獲得する機序には，グラム陽性菌では，抗菌薬

の標的分子である⑱＿＿＿＿＿＿＿＿＿＿＿の変異，グラム陰性菌では，細菌がもつ

⑲＿＿＿＿＿＿＿＿の変異または欠損，⑳＿＿＿＿＿＿＿＿による薬剤の排出および

作用点への到達阻害，抗菌薬の構造内にある㉑＿＿＿＿＿＿＿＿を分解し不活化する

㉒＿＿＿＿＿＿＿＿産生によるものがある．

11 細胞壁をもたない㉓＿＿＿＿＿＿＿＿属やクラミドフィラ属などには効果がない．また，細胞内への移行性が悪く，細胞内寄生菌の㉔＿＿＿＿＿＿＿＿属などには効果がない．

12 添付文書上ではグラム陽性菌である㉕＿＿＿＿＿＿＿＿属に適応を有する製剤もあるが，臨床上は，無効であるため使用されない．

13 セフェム系抗菌薬の主な代謝・排泄経路は㉖＿＿＿＿＿＿＿型であるが，同じくセフェム系であっても，薬剤によっては㉗＿＿＿＿＿＿＿が主な排泄経路のものもある．

こたえ

❶βラクタム環　　❷βラクタム　　❸細胞壁　　❹殺菌　　❺時間依存　　❻%T＞MIC

❼60〜70　　❽セファロスポリン　　❾セファマイシン　　⑩4　　⑪陽　　⑫陰　　⑬1　　⑭緑膿

⑮PAE（post-antibiotic effect）　　⑯グラム陽性　　⑰ジスルフィラム様

⑱ペニシリン結合タンパク（PBP）　　⑲ポーリン　　⑳薬剤排出ポンプ　　㉑βラクタム環

㉒βラクタマーゼ　　㉓マイコプラズマ　　㉔レジオネラ　　㉕腸球菌　　㉖腎排泄　　㉗肝代謝

2 各論

抗菌薬の表記は多くの場合，略語で示されます．一般名の後の＿＿＿＿内に略語を記入しましょう．また，その抗菌薬の特徴を示した内容に関する記述について＿＿＿＿に該当する語句を記入しましょう．

▶▶▶ 第1世代 ◀◀◀

一般名 セファゾリン　**略語** ❶＿＿＿＿＿

グラム❷＿＿＿＿性菌に対して優れた抗菌力をもち，❸＿＿＿＿＿，黄色ブドウ球菌を除くレンサ球菌属に対して強い抗菌活性をもつ．また，βラクタマーゼのなかでも，黄色ブドウ球菌が産生する❹＿＿＿＿＿に安定であり，❺＿＿＿＿＿性黄色ブドウ球菌 (欧文略語：❻＿＿＿＿) に対して第一選択薬となる．

臨床では，手術時に予防抗菌薬として使用するならば❼＿＿＿＿＿菌をターゲットにする場合などに第一選択薬になることが多い．

▶▶▶ 第2世代（嫌気性菌に活性なし）◀◀◀

一般名 セフォチアム　**略語** ❽＿＿＿＿＿

第一世代であるセファゾリンよりもグラム❾＿＿＿＿性菌への抗菌力が強くなり，インフルエンザ桿菌にも抗菌力をもつようになったが，❿＿＿＿＿型インフルエンザ桿菌には無効である．グラム❷＿＿＿＿性菌に対する抗菌力は第1世代のセファゾリンと同等．

臨床では，ESBL非産生の⓫＿＿＿＿菌，クレブシエラ属などによる肺炎で入院治療を必要とする場合や，重症の急性単純性⓬＿＿＿＿＿ (思春期から閉経期の女性での発症の場合) に第一選択薬として使用されることがある．

---

❶CEZ　❷陽　❸肺炎球菌　❹ペニシリナーゼ　❺メチシリン感受　❻MSSA
❼皮膚常在　❽CTM　❾陰　❿βラクタマーゼ非産生アンピシリン耐性 (BLNAR)
⓫大腸　⓬腎盂腎炎

▶▶▶ 第2世代（嫌気性菌に活性あり）◀◀◀

一般名 フロモキセフ　　**略語** ❶＿＿＿＿＿＿＿＿＿＿

一般名 セフメタゾール　　**略語** ❷＿＿＿＿＿＿＿＿＿＿

　第1世代のセファゾリンに比べてグラム❸＿＿＿＿＿＿性菌へ抗菌力はやや劣るものの，グラム❹＿＿＿＿＿性菌への抗菌力は拡大している．さらに，❺＿＿＿＿＿＿＿＿＿＿属などの嫌気性菌にも抗菌力をもつため，臨床では，下部消化管手術や消化管を利用する泌尿器科手術，婦人科手術などに第一選択薬として使用される．しかし近年では，*Bacteroides fragilis* 以外の non-*Bacteroides fragilis* group に対する感受性の低下が問題となっており，注意が必要である．

▶▶▶ 第3世代（緑膿菌に活性なし）◀◀◀

一般名 セフトリアキソン　　**略語** ❻＿＿＿＿＿＿＿＿＿＿

　ペニシリナーゼに対して安定で，❼＿＿＿＿＿＿＿＿＿＿菌や大腸菌などのグラム陰性菌に対して第2世代よりも抗菌力が強い．またペニシリン結合タンパク質（PBP）の変化により耐性機構を獲得した❽＿＿＿＿＿＿＿＿＿肺炎球菌（欧文略語：❾＿＿＿＿＿＿）に対しても有効である．半減期が❿＿＿＿＿＿時間と長く，高い血中濃度が24時間持続するため，1日1回投与が可能である．

　⓫＿＿＿＿＿への移行性が良好で，臨床では，成人の市中発症⓬＿＿＿＿＿の第一選択薬であるほか，肺炎や，重症の急性単純性⓭＿＿＿＿＿＿＿（思春期から閉経期の女性での発症の場合）の第一選択薬としても使用される．

---

❶FMOX　　❷CMZ　　❸陽　　❹陰　　❺バクテロイデス　　❻CTRX
❼インフルエンザ桿　　❽ペニシリン耐性　　❾PRSP　　❿7〜8　　⓫髄液　　⓬髄膜炎
⓭腎盂腎炎

▶▶▶ 第3世代（緑膿菌に活性あり）◀◀◀

一般名 セフタジジム　**略語** ❶ _____

一般名 スルバクタム・セフォペラゾン　**略語** ❷ _____

　セフタジジムはグラム陰性菌に対して広く抗菌力をもち，なかでも❸ _____ 菌をカバーしている点が大きな特徴である．一方で，添付文書上では適応ありとされているが，グラム❹ _____ 性菌する抗菌力は弱いため，臨床でグラム❹ _____ 性菌に対して選択されることはない．スルバクタム・セフォペラゾンは，❺ _____ 阻害薬のスルバクタムをセフェム系抗菌薬のセフォペラゾンと合剤にすることで，細菌によるセフォペラゾンの分解を防ぎ，緑膿菌や，アシネトバクター，❻ _____ などの臨床上で問題になることが多いグラム陰性菌に対して抗菌力をもつ．

　臨床では，セフタジジムは緑膿菌による❼ _____，❽ _____ に，スルバクタム・セフォペラゾンは❾ _____ への移行性が非常によいため，❿ _____ の第一選択薬として使用される．

▶▶▶ 第4世代 ◀◀◀

一般名 セフォゾプラン　**略語** ⓫ _____

一般名 セフェピム　**略語** ⓬ _____

　AmpC型の⓭ _____ を産生するグラム陰性菌に対しても安定性が高く，グラム陽性菌・グラム陰性菌の双方に対して広い抗菌力をもつ．また，グラム陽性菌では，耐性菌である⓮ _____ ブドウ球菌（欧文略語：⓯ _____ ），および⓰ _____ 黄色ブドウ球菌（欧文略語：⓱ _____ ）以外には，ほぼすべてに有効である．グラム陰性菌でも，セフタジジム耐性の⓲ _____ 菌を含むほとんどの腸内細菌科に対して有効であるが，⓳ _____ 菌に対する抗菌活性は低い．

　広い抗菌スペクトルと優れた組織移行性から，臨床では，さまざまな感染症に対して原因菌特定前の⓴ _____ で使用されるが，漫然と使用を継続することなく，原因菌の特定後には㉑ _____ が重要である．

---

❶CAZ　❷SBT/CPZ　❸緑膿　❹陽　❺βラクタマーゼ　❻セラチア

❼，❽細菌性髄膜炎/尿路原性敗血症　❾胆汁　❿胆管炎　⓫CZOP　⓬CFPM

⓭βラクタマーゼ　⓮メチシリン耐性コアグラーゼ陰性　⓯MRCNS　⓰メチシリン耐性

⓱MRSA　⓲緑膿　⓳嫌気性　⓴エンピリックセラピー　㉑デ・エスカレーション

一般名 タゾバクタム・セフトロザン　**略語** ❶

　タゾバクタム・セフトロザンはグラム❷　　　　　性菌に対して高い抗菌力を示すが，グラム❸　　　　性菌に対する抗菌力が低く，適応は❹　　　　　　　　属のみである．一部のグラム陰性桿菌はAmpC型の❺　　　　　　　　を過剰産生することで，第3世代セフェム系抗菌薬への耐性を獲得しているが，セフトロザン自体は単独でもAmpC型の❺　　　　　　　　に対して安定である．さらに，❺　　　　　　　　のうち，ペニシリン系抗菌薬やセフェム系抗菌薬の多くを分解するESBLを，❺　　　　　　　阻害薬であるタゾバクタムが阻害することで，高い安定性を示す．

　現在のところ，診療ガイドライン上では腹膜炎や尿路感染症への使用に関する言及があるが，積極的な使用が推奨されているわけではなく，臨床では，❻　　　　　　　産生菌，❼　　　　　　　産生菌や，緑膿菌などに対する標的治療のほか，嫌気性菌のカバーが必要ない場面でのカルバペネム系抗菌薬の温存を目的とした使用が中心になると考える．

❶TAZ/CTLZ　❷陰　❸陽　❹レンサ球菌　❺βラクタマーゼ
❻，❼AmpC型βラクタマーゼ/基質特異性拡張型βラクタマーゼ (ESBL)

3　確認問題

以下の記述の正誤を答えてください. 誤っているものは, 該当する部分を修正しましょう.

1 (　　) セフェム系抗菌薬は構造に $\underset{O}{\square}{-}N$ をもつ.

2 (　　) セフェム系抗菌薬は細菌の細胞膜を構成するペプチドグリカン層の架橋を阻害することで細菌を破壊する.

3 (　　) セフェム系抗菌薬の作用は静菌的で, 時間依存性に作用を示す.

4 (　　) セフェム系抗菌薬はセファロスポリン系の別名であり, 一般に, 第1世代から第4世代に分類される.

5 (　　) セフェム系抗菌薬はグラム陽性菌に対してPAE (post antibiotic effect) とよばれる効果をもつが, グラム陰性菌に対する同様の効果はない.

6 (　　) セフェム系抗菌薬に対する耐性菌発現の機序は, βラクタマーゼの産生とペニシリン結合タンパク質 (PBP) の変異によるものであり, この耐性は, 第4世代セフェム系抗菌薬を使用することで回避できる.

7 (　　) セフェム系抗菌薬は%T>MICに依存する抗菌薬であり, 増殖抑制効果がみられるのは40%以上, 最大殺菌作用は60〜70%以上とされる.

8 (　　) 第1世代から第4世代までのセフェム系抗菌薬の特徴は, 世代が大きくなるに従って抗菌スペクトルがグラム陰性菌へ拡大し, それに伴ってグラム陽性菌に対する抗菌力も高くなる.

9 (　　) セファゾリンは第1世代セフェム系抗菌薬に分類される古い薬剤であり, 適応菌種に対する抗菌力は乏しいが副作用が少なく使用しやすいため, 現在でも長期間の継続投与が必要な感染症に対して予防的な意味合いで使用されることが多い.

10 (　　) セフェム系抗菌薬の組織移行性は第4世代が優れており, 一般的に移行性が乏しい髄液への移行性もよいため, 髄膜炎の治療には第4世代が投与される.

11 (　　) βラクタマーゼの一種であるAmpC型βラクタマーゼ (セファロスポリナーゼ) を恒常的に発現する細菌による成人肺炎の場合, 第4世代であっても分解されてしまうため, セフェム系抗菌薬は使用することができない.

12 (　　) セフェム系抗菌薬の主な代謝・排泄経路は腎排泄であるが, セフォペラゾンとセフトリアキソンは肝代謝の割合も高く, 他の薬剤とは異なる特性をもつ.

13 (　　) 血管内留置カテーテル関連血流感染症の原因菌がメチシリン感受性黄色ブドウ球菌 (MSSA) であると判明した場合, 抗菌薬をセファゾリンに変更してもよい.

14 （　　　） 成人の急性中耳炎の場合，ペニシリン系抗菌薬やキノロン系抗菌薬が使用されるため，セフェム系抗菌薬の点滴が使用されることはない．

15 （　　　） セフトリアキソンは1日1回投与が可能な薬剤であり，誤って1日2回投与をした場合には血中濃度が高くなりすぎて副作用の発現のリスクが高まるため，1日2回投与は避けなくてはならない．

16 （　　　） セフェピムは発熱性好中球減少症 (FN) への適応をもつ唯一の薬剤であり，抗がん薬治療中にFNを起こした場合には最優先でセフェピムを投与することが重要である．

こたえ

1：○

2：○

3：× (作用は殺菌的である)

4：× (セフェム系抗菌薬は，セファロスポリン系，セファマイシン系，オキサセフェム系の総称である)

5：○

6：× (ポーリンの変異または欠損，薬剤排出ポンプによる耐性機序もある)

7：○

8：× (グラム陽性菌への抗菌力は適応菌種であれば第1世代の方が強い傾向はあるが，世代分類と直接関連しない部分が多い)

9：× (グラム陽性菌への抗菌力は優れており，原因菌が判明したのちの投与や，皮膚常在菌をターゲットとした手術時の予防投与などに優れた効果を発揮する)

10：× (第3世代のセフトリアキソンも髄液への移行性が良好で髄膜炎に使用される)

11：× (第4世代は使用できる)

12：○

13：○

14：× (二次治療の重症例，三次治療の中等症例の場合は，セフトリアキソンを使用することがある)

15：× (半減期が長く1日1回投与が可能だが，保険適応上，1日2回投与も問題ない)

16：× (カルバペネム系抗菌薬のメロペネムなどもFNへの保険適応がある)

4 処方監査①

次の処方箋を確認し，変更および問い合わせが必要ないかを検討しましょう．

処 方

1) 酢酸リンゲル液（ソリューゲン® F）500 mL　1回1袋

末梢持続点滴・本体　1日2回（点滴時間12時間）

2) セフトリアキソン静注用（ロセフィン®）1 g　1回1瓶

生理食塩液 100 mL　1回1本

末梢側管　1日2回（点滴時間30分）

▶▶▶ 患者情報，身体所見 ◀◀◀

年齢　47歳，**性別**　女性

身長　152 cm，**体重**　60 kg

アレルギー歴　なし

診断名　腎盂腎炎

▶▶▶ 持参薬 ◀◀◀

・ダパグリフロジン 5 mg　1回1錠　1日1回（朝食後）

・カンデサルタン 4 mg　1回1錠　1日1回（朝食後）

・グリメピリド 1 mg　1回1錠　1日1回（朝食後）

・メトホルミン 250 mg　1回1錠　1日2回（朝夕食後）

▶▶▶ 検査値 ◀◀◀

WBC　$106 \times 10^2 / \mu L$，**RBC**　$433 \times 10^4 / \mu L$，**Plt**　$19 \times 10^4 / \mu L$，**好中球**　73 %，**Hb**　12 g/dL，

ALT　21 U/L，**AST**　19 U/L，**Scr**　0.9 mg/dL，**eGFR**　53 mL/分/$1.73\,m^2$

Answer

　セフトリアキソンは酢酸リンゲル液との同時投与で配合変化を生じるため，同一ライン
からの点滴指示に対して問い合わせが必要です．また，持参薬のダパグリフロジンは
SGLT2阻害薬であり，尿路感染の症状を悪化させるおそれがあるため，内服継続の必要
性についても主治医と確認する必要があります．

▷▷▷ **解説** ◁◁◁

　セフトリアキソン（CTRX）は，カルシウム含有製剤との同時投与で結晶が析出するため，
配合禁忌とされています．そのため，カルシウム含有製剤である酢酸リンゲル液を使用して
いる場合は，生食前後フラッシュのオーダーが必須となります．

　また，SGLT2阻害薬は尿細管から血管への糖の再吸収を阻害する作用をもつため，尿中
に残った糖はそのまま尿とともに体外へ排泄されます．そのため，尿路での細菌の生育を助
長しやすく，尿路感染症を発症した際にはSGLT2阻害薬の休薬を考慮する必要があります．

▷▷▷ **ワンポイントアドバイス** ◁◁◁

　セフトリアキソンは腎機能に応じた用量調節が不要な第3世代セフェム系抗菌薬であり，
多くの症例で使用されています．しかし，本症例のように持続点滴・本体から点滴静注され
ている製剤と配合変化を生じる組み合わせとなる場合は少なくないため，必ずチェックする
ようにしましょう．

　また，薬剤師が行う業務の一つに，持参薬確認があります．新たな処方薬との相互作用な
どを確認する必要はもちろんありますが，本症例のように持参薬が疾患の増悪または遷延化
のリスクとなるものや，服用継続が治療の妨げになるものなどを確認することも重要な業務
になります．

5 処方監査②

次の処方箋を確認し，変更および問い合わせが必要ないかを検討しましょう．

処 方

1) ソルデム®3A輸液 500 mL　1回1袋

末梢持続点滴・本体　1日3回（点滴時間8時間）

2) セファゾリン（セファメジン®α）点滴用キット 1 g/100 mL　1回2キット

末梢側管　1日3回（点滴時間30分）

▶▶▶ 患者情報，身体所見 ◀◀◀

年齢　65歳，**性別**　男性

身長　169 cm，**体重**　61 kg

アレルギー歴　なし

診断名　カテーテル関連血流感染症

▶▶▶ 持参薬 ◀◀◀

・アムロジピン 5 mg　1回1錠　1日1回（朝食後）

▶▶▶ 検査値 ◀◀◀

WBC　$130×10^2/\mu L$，**RBC**　$360×10^4/\mu L$，**Plt**　$20×10^4/\mu L$，**好中球**　77 %，**Hb**　13 g/dL，**ALT**　37 U/L，**AST**　32 U/L，**Scr**　0.7 mg/dL，**eGFR**　86 mL/分/1.73 m^2

血液培養　*Staphylococcus aureus*（MSSA）

> **Answer**
>
> セファゾリンの投与量は2g×1日3回と高用量ですが，問い合わせは不要です．

▷▷▷ 解説 ◁◁◁

　添付文書ではセファゾリンの最大投与量が5g/日と記載されているため，本処方は適応外使用となりますが，MSSAによるカテーテル関連血流感染症に対するセファゾリン（CEZ）の1日投与量は2g×3回が推奨されています．また，この症例では腎機能低下もみられないため，減量は不要であり，高用量の使用が必要と考えられます．

▷▷▷ ワンポイントアドバイス ◁◁◁

　セファゾリンは第一世代セフェム系抗菌薬であり，ブドウ球菌属やレンサ球菌属などのグラム陽性球菌に対する抗菌活性が強いことが特徴で，これらの菌をターゲットとする治療や術後の感染予防に使用されます．しかし，髄液移行が不良なため，髄膜炎には使用できない点は押さえておく必要があります．

▷▷▷ MORE INFO. ◁◁◁

　「抗菌薬Navi改訂3版」　p.35（第1世代セフェム系抗菌薬の使いかた）

文献

1）日本感染症学会・日本化学療法学会 JAID/JSC感染症治療ガイド・ガイドライン作成委員会：JAID/JSC感染症治療ガイド2019, ライフサイエンス出版, 2019.

3. カルバペネム系抗菌薬

1 総論

　以下はカルバペネム系抗菌薬全体の特徴を示した記述です．＿＿＿＿＿＿に該当する語句を記入しましょう．

1 カルバペネム系抗菌薬は構造に❶＿＿＿＿＿＿＿＿＿をもつため，❷＿＿＿＿系抗菌薬に分類される．

2 細菌の❸＿＿＿＿＿＿＿に高い親和性を示し，❹＿＿＿＿＿の合成を阻害する．

3 作用は❺＿＿＿＿的で，❻＿＿＿＿＿＿＿性に作用を示す．また，薬効と相関するPK/PDパラメーターは❼＿＿＿＿＿＿＿であり，20～30％以上では増殖抑制効果，❽＿＿＿＿＿＿％以上では最大殺菌作用が得られる．

4 グラム陽性菌からグラム陰性菌，および❾＿＿＿＿＿＿＿菌に至るまで，現存する抗菌薬のなかで最も広い抗菌スペクトルを有する．

5 細菌に対して一定時間抗菌薬を作用させたのちに，抗菌薬を除いても再増殖が抑制される効果を，❿＿＿＿＿とよび，カルバペネム系抗菌薬はグラム陽性菌だけでなく，緑膿菌などの⓫＿＿＿＿＿＿＿菌に対しても，その効果をもつ．

6 カルバペネム系抗菌薬の副作用にはさまざまなものがあるが，発疹，嘔吐，嘔気，下痢のほか，⓬＿＿＿＿＿＿＿をはじめとした中枢神経系副作用がある．

7 カルバペネム系抗菌薬に対する耐性獲得の機序には，カルバペネム系抗菌薬を菌内に取り込む孔を形成する⓭＿＿＿＿＿＿＿の減少・欠損のほか，菌体外に排出する孔の⓮＿＿＿＿＿，作用標的部位である❸＿＿＿＿＿＿＿の変異，βラクタマーゼの一種である⓯＿＿＿＿＿＿＿の出現などがある．

8 カルバペネム系抗菌薬には現在5種類の薬剤があるが，⓰＿＿＿＿＿＿＿を用いたセフェム系抗菌薬のような分類はない．

9 いずれも抗てんかん薬の⓱＿＿＿＿＿＿＿との併用は禁忌である．

10 カルバペネム系抗菌薬の主な排泄・排泄経路は⓲＿＿＿＿＿型であるが，薬剤によって多少の違いがある．

こたえ

❶βラクタム環　　❷βラクタム　　❸ペニシリン結合タンパク質 (PBP)　　❹細胞壁　　❺殺菌

❻時間依存　　❼%T＞MIC　　❽40〜50　　❾嫌気性　　❿PAE　　⓫グラム陰性　　⓬けいれん

⓭OprD　　⓮過剰発現　　⓯メタロβラクタマーゼ　　⓰抗菌スペクトル

⓱バルプロ酸ナトリウム　　⓲腎排泄

2 各論

　抗菌薬の表記は多くの場合，略語で示されます．一般名の後の＿＿＿＿内に略語を記入しましょう．また，その抗菌薬の特徴を示した内容に関する記述について＿＿＿＿に該当する語句を記入しましょう．

一般名 イミペネム・シラスタチン　　**略語** ❶＿＿＿＿

　腎臓に多く存在する❷＿＿＿＿＿＿＿＿という酵素によりすみやかに分解されてしまうため，この酵素の阻害薬である❸＿＿＿＿＿＿＿＿が配合されている．各組織への移行性は良好で，❹＿＿＿＿に高濃度に排泄される．副作用では，腎毒性以外に，けいれん誘発作用などの❺＿＿＿＿＿＿＿が問題である．イミペネムはカルバペネム系抗菌薬のなかで最も❺＿＿＿＿＿＿＿が強いと考えられている．

　グラム陽性・陰性菌ともに❻＿＿＿＿菌，❼＿＿＿＿菌に対し，殺菌的で強い抗菌力をもつが，イミペネムはカルバペネム系抗菌薬のなかでも，グラム❽＿＿＿＿性菌には特に強い抗菌力をもつ．広い抗菌スペクトルをもつが，❾＿＿＿＿＿＿＿，多剤耐性緑膿菌（欧文略語：❿＿＿＿）などには抗菌力がなく，⓫＿＿＿＿＿＿＿属に対する抗菌力も十分なものではない．臨床では，⓬＿＿＿＿＿＿や重症⓭＿＿＿＿＿などに対するエンピリックセラピーをはじめ，重症感染症の初期選択薬に使用されることが多い．

---

❶IPM/CS　❷デヒドロペプチダーゼI（DHP-1）　❸シラスタチン　❹尿中

❺中枢毒性　❻好気性　❼嫌気性　❽陽　❾メチシリン耐性黄色ブドウ球菌（MRSA）

❿MDRP　⓫腸球菌　⓬敗血症　⓭肺炎

一般名 パニペネム・ベタミプロン　　　**略語** ❶_____

　　パニペネムはイミペネムよりも❷_____に対する安定性は高い．しかし，パニペネム以降に開発されたカルバペネム系抗菌薬に比べると安定性は格段に低い．

　　パニペネムもイミペネムと同様に腎毒性の問題があったが，ベタミプロンを配合することによって❸_____へのパニペネムの取り込みが抑制され，臨床使用が可能な程度にまで腎毒性が軽減されている．そのほか副作用では，❹_____はイミペネムと比べると低くなっているが，高齢者への投与時などには注意が必要である．

　　他のカルバペネム系抗菌薬と比べて，パニペネムは耐性菌である❺_____菌を含む❻_____菌に対する抗菌力が特に優れている．しかし，グラム❼_____性菌に対する抗菌力はカルバペネム系抗菌薬のなかで最も弱く，❽_____感染であると特定できれば使用すべきではない．また，❾_____，❿_____などにはイミペネムと同様に抗菌力をもたず，⓫_____属に対する抗菌力も十分なものではない．臨床では，❻_____菌による小児の⓬_____などに使用されるが，他のカルバペネム系抗菌薬ではなくパニペネム・ベタミプロンを積極的に使用する場面は少ない．

---

❶PAPM/BP　　❷デヒドロペプチダーゼⅠ（DHP-1）　　❸腎尿細管　　❹中枢毒性

❺ペニシリン耐性肺炎球　　❻肺炎球　　❼陰　　❽緑膿菌

❾メチシリン耐性黄色ブドウ球菌（MRSA）　　❿多剤耐性緑膿菌（MDRP）　　⓫腸球菌

⓬髄膜炎

一般名 メロペネム　　**略語** ❶_____

　メロペネムは，イミペネムを分解する❷_____に対する安定性を高めながら腎毒性の軽減に成功した薬剤で，配合剤ではなく単剤での使用が可能になった．また，副作用では❸_____も軽減されており，その頻度は0.1％以下である．

　一般に，グラム❹_____性菌に対する抗菌力は，カルバペネム系抗菌薬の5剤のなかでは弱いと考えられているが，臨床上で問題になることはない．❺_____や❻_____属の一部を除けば十分な抗菌力をもっている，これらはカルバペネム系抗菌薬に共通の特徴である．グラム❼_____性菌に対する効果はカルバペネム系抗菌薬のなかでも強く，とくに❽_____に対する抗菌力が優れている．また，市中肺炎の原因菌として最も重要な肺炎球菌に使用する場合にはパニペネム・ベタミプロンが優れているが，次いで頻度の高い❾_____菌にはメロペネムが優れた抗菌力をもっている．

　メロペネムはカルバペネム系抗菌薬の注射剤のなかで唯一，❿_____への適応を有している．そのほか臨床では，⓫_____や⓬_____，⓭_____，尿路感染などのエンピリックセラピーをはじめ，重症感染症に使用されることが多い．

---

❶MEPM　❷デヒドロペプチダーゼI（DHP-1）　❸中枢毒性　❹陽

❺メチシリン耐性黄色ブドウ球菌（MRSA）　❻腸球菌　❼陰　❽緑膿菌

❾インフルエンザ桿　❿発熱性好中球減少症（FN）

⓫，⓬，⓭敗血症/重症肺炎/皮膚軟部組織感染

一般名 ビアペネム　　**略語** ❶＿＿＿＿＿＿＿＿＿＿＿

　ビアペネムもメロペネムと同様に，単剤で❷＿＿＿＿＿＿＿＿＿＿に対して安定である．ビアペネムは糸球体濾過が主たる排泄経路であるため，腎毒性という点では腎機能障害患者や高齢者に対して使いやすいと考えられる．また副作用では，❸＿＿＿＿＿＿＿＿は弱い．

　イミペネム・シラスタチン，メロペネム，ビアペネムの作用を比較した場合，グラム陽性菌に対する抗菌活性は強い方から順に，❹＿＿＿＿＿＿＿＿＿，❺＿＿＿＿＿＿＿＿，❻＿＿＿＿＿＿＿，グラム陰性菌に対しては強い方から順に，❼＿＿＿＿＿＿＿＿＿，❽＿＿＿＿＿＿＿，❾＿＿＿＿＿＿＿＿＿だと考えられている．また，耐性菌である❿＿＿＿＿＿＿，⓫＿＿＿＿＿＿＿＿などには抗菌力がなく，腸球菌属に対する抗菌活性も十分なものでない点は，他のカルバペネム系抗菌薬と同じである．

　臨床では，⓬＿＿＿＿＿や重症⓭＿＿＿＿＿＿などのエンピリックセラピーをはじめ，重症感染症に使用されることが多い．

一般名 ドリペネム　　**略語** ⓮＿＿＿＿＿＿＿＿＿＿＿

　ドリペネムも⓯＿＿＿＿＿＿＿＿＿＿への安定性が高く単剤で使用される．また，副作用では，⓰＿＿＿＿＿＿＿＿は低い．ドリペネムの抗菌スペクトルは他のカルバペネム系抗菌薬と同等で，抗菌力は⓱＿＿＿＿＿＿＿＿＿＿とほぼ同じである．ドリペネムは，基本的な投与方法として1日3回投与が推奨されている．1回0.25 gを1日3回の使用でも有効な症例もあるが，この用量では効果が不十分である症例も多く，高い効果を得るには1回0.5 gを1日3回（最大投与量は1日3 g）が必要である．

　⓲＿＿＿＿＿＿＿＿＿，⓳＿＿＿＿＿＿＿＿＿などには抗菌力がなく，⓴＿＿＿＿＿属に対する抗菌力が十分なものでない点は他のカルバペネム系抗菌薬と同じである．パニペネム・ベタミプロン，メロペネムと同様，㉑＿＿＿＿＿＿＿＿＿の適応をもっている．

---

❶BIPM　　❷デヒドロペプチダーゼI（DHP-1）　　❸中枢毒性

❹イミペネム・シラスタチン　　❺ビアペネム　　❻メロペネム　　❼メロペネム

❽ビアペネム　　❾イミペネム・シラスタチン

❿，⓫メチシリン耐性黄色ブドウ球菌（MRSA）/多剤耐性緑膿菌（MDRP）　　⓬敗血症

⓭肺炎　　⓮DRPM　　⓯デヒドロペプチダーゼI（DHP-1）　　⓰中枢毒性　　⓱メロペネム

⓲，⓳メチシリン耐性黄色ブドウ球菌（MRSA）/多剤耐性緑膿菌（MDRP）　　⓴腸球菌

㉑髄膜炎

3 確認問題

以下の記述の正誤を答えてください. 誤っているものは, 該当する部分を修正しましょう.

① (　　) カルバペネム系抗菌薬は構造に $_O\!\!\square_N$ をもつ.

② (　　) カルバペネム系抗菌薬は, ペニシリン結合タンパク質 (PBP) に作用することで, そのはたらきを抑制し, 細胞壁の合成を阻害する.

③ (　　) カルバペネム系抗菌薬の作用は殺菌的で, 時間依存性に作用を示す.

④ (　　) 現在, カルバペネム系抗菌薬は5剤が販売されているが, 抗菌スペクトルや抗菌力, 副作用や組織移行性に差はなく, 重症感染症のエンピリックセラピーに使用する場合にはどの薬剤を選択しても違いはない.

⑤ (　　) カルバペネム系抗菌薬は, グラム陽性菌に対してPAE (post antibiotic effect) とよばれる効果をもつが, グラム陰性菌に対する効果はもたない.

⑥ (　　) カルバペネム系抗菌薬に対する耐性菌の発現機序は, メタロβラクタマーゼ産生によるもののみである. 他の耐性機序がないのは, メタロβラクタマーゼが非常に強い効力をもつからである.

⑦ (　　) カルバペネム系抗菌薬は, PK/PDパラメーターのうち%T>MICに依存する抗菌薬であり, 増殖抑制効果が40%以上, 最大殺菌作用は30～40%以上とされる.

⑧ (　　) カルバペネム系抗菌薬の5剤はいずれも緑膿菌に対する効果が高く, 緑膿菌感染の場合には5剤いずれも同等に推奨される.

⑨ (　　) けいれん誘発作用などの中枢毒性はカルバペネム系抗菌薬に共通の副作用であり, いずれの薬剤も発生頻度が5%以上と高いため, 投与中は注意が必要になる.

⑩ (　　) メロペネムは化膿性髄膜炎への適応をもち, 最大投与量として1日6gまで投与が可能である.

⑪ (　　) 院内肺炎で耐性菌のリスクがある場合のエンピリックセラピーには, カルバペネム系抗菌薬5剤のいずれかが第一選択薬として使用される.

⑫ (　　) カルバペネム系抗菌薬は嫌気性菌に広く効果をもたないため, 嫌気性菌も考慮して投与する場合にはクリンダマイシンを併用する必要がある.

⑬ (　　) カルバペネム系抗菌薬をエンピリックセラピーで第一選択薬とした場合, 原因菌が判明した時点でより狭域な抗菌薬にデ・エスカレーションをすることが望ましい.

14 (　　) 発熱性好中球減少症 (FN) に保険適用をもつカルバペネム系抗菌薬はメロペネム
のみである.

15 (　　) ペニシリンでのアレルギー歴のある患者の場合, カルバペネム系抗菌薬への変更
は安全であり, 推奨すべき代替薬となる.

こたえ

1 : ○

2 : ○

3 : ○

4 : ×（MRSAやMDRPに抗菌力がないことや, 保険適応の
ある菌種に対して高い有効性をもつ点はカルバペネム系
抗菌薬の共通点だが, 抗菌力や副作用などには違いがあ
り, カルバペネム系抗菌薬をエンピリックセラピーで使
用する場合は感染症によって異なるものが選択される）

5 : ×（緑膿菌などのグラム陰性菌にもPAE効果をもち, そ
の効果は比較的長い）

6 : ×（PBPの変異, OprDの減少・欠損など, 複数の耐性
機序がある）

7 : ×（増殖抑制効果は20〜30％以上, 最大殺菌作用は40
〜50％以上である）

8 : ×（緑膿菌感染と判明した場合にはパニペネム・ベタミ
プロンの使用は推奨されない）

9 : ×（中枢毒性には注意が必要であるが, メロペネム, ビ
アペネム, ドリペネムでの頻度は0.1％以下と低い）

10 : ○

11 : ×（パニペネム・ベタミプロンは推奨されていない）

12 : ×（カルバペネム系抗菌薬は嫌気性菌もカバーするた
め, 特別な場合を除いてクリンダマイシンを併用する
必要はない）

13 : ○

14 : ○（なお, イミペネム・シラスタチンには保険適用は
ないが, 診療ガイドラインでは推奨されている）

15 : ×（ペニシリン系抗菌薬でアレルギー歴があった場合,
同じβラクタム系抗菌薬に属するカルバペネム系抗菌
薬でも必ずアレルギー反応が生じるわけではないが,
βラクタム系抗菌薬に対するアレルギーを考慮するな
らば避けた方が安全である）

4 処方監査

次の処方箋を確認し，変更および問い合わせが必要ないかを検討しましょう．

処 方

1) ソルデム®3A輸液 1,000 mL　1回1袋

末梢持続点滴・本体　1日2回（点滴時間12時間）

2) メロペネム（メロペン®）点滴用バイアル0.5 g　1回2バイアル

生理食塩液 100 mL　1回1本

末梢側管　1日3回（点滴時間30分）

▷▷▷ 患者情報，身体所見 ◁◁◁

年齢　50歳，**性別**　女性

身長　160 cm，**体重**　66 kg

アレルギー歴　なし

診断名　腎盂腎炎

▷▷▷ 持参薬 ◁◁◁

・バルプロ酸錠 200 mg　1回1錠　1日2回（朝夕食後）

・ロキソプロフェン錠 60 mg　1回1錠　疼痛時

▷▷▷ 検査値 ◁◁◁

WBC　$120 \times 10^2 / \mu$L，RBC　$460 \times 10^4 / \mu$L，Plt　$27 \times 10^4 / \mu$L，**好中球**　73 %，Hb　13 g/dL，

ALT　37 U/L，AST　35 U/L，Scr　0.6 mg/dL，eGFR　81 mL/分/1.73 m^2

Ａnswer

　カルバペネム系抗菌薬であるメロペネムは，バルプロ酸ナトリウムと併用禁忌のため，問い合わせが必要です．

▷▷▷　**解説**　◁◁◁

　両剤を併用すると，バルプロ酸の血中濃度が低下し，てんかん発作が再発することがあるため，併用禁忌となります．したがって，メロペネムの必要性に関し主治医と協議する必要があります．

▷▷▷　**ワンポイントアドバイス**　◁◁◁

　カルバペネム系抗菌薬は，グラム陽性菌からグラム陰性菌および嫌気性菌に至るまで現存する抗菌薬のなかで最も広い抗菌スペクトルを有し，ほとんどの β ラクタマーゼに安定なため，エンピリックセラピーで使用されるケースが少なくありません．しかし，本症例のように併用禁忌薬が存在するため，注意が必要です．

　また，カルバペネム系抗菌薬の使用は最小限にとどめる必要があり，原因菌が判明したのちは，他剤へ切り替え可能ならばすみやかにデ・エスカレーションを行う必要があります．

▷▷▷　**MORE INFO.**　◁◁◁

　「抗菌薬Navi改訂3版」　p.47（カルバペネム系抗菌薬の基本情報）

文献

1）日本感染症学会・日本化学療法学会 JAID/JSC 感染症治療ガイド・ガイドライン作成委員会：JAID/JSC 感染症治療ガイド 2019, ライフサイエンス出版, 2019.

4. アミノグリコシド系抗菌薬

1 総論

　以下はアミノグリコシド系抗菌薬全体の特徴を示した記述です.＿＿＿＿に該当する語句を記入しましょう.

1. アミノグリコシド系抗菌薬は❶＿＿＿＿に安定な構造をもつ.

2. 細菌の❷＿＿＿＿に作用して,❸＿＿＿＿を非可逆的に阻害することで,細菌の増殖過程のうち❹＿＿＿＿を阻止する.

3. 作用は❺＿＿＿的で,❻＿＿＿性に作用を示す.また,薬効と相関するPK/PDパラメーターは❼＿＿＿＿,❽＿＿＿＿である.それぞれ,目標値は❾＿＿＿＿,❿＿＿＿となる.

4. アミノグリコシド系抗菌薬は,抗結核薬として使用されるものや,⓫＿＿＿を含むグラム陰性菌に使用されるもの,⓬＿＿＿＿薬として使われるものなど,ターゲットになる菌は薬剤ごとに異なる.また,⓭＿＿＿＿には無効である.

5. 細菌に対して一定時間抗菌薬を作用させたのちに抗菌薬を除いても再増殖が抑制される効果を⓮＿＿＿とよび,アミノグリコシド系抗菌薬はグラム陽性菌・陰性菌に対して,その効果をもつ.⓮＿＿＿効果の時間はグラム陽性菌に対して⓯＿＿＿時間,グラム陰性菌に対して⓰＿＿＿時間である.

6. アミノグリコシド系抗菌薬の副作用にはさまざまなものがあるが,比較的高頻度に生じるものに,⓱＿＿＿毒性,⓲＿＿＿毒性などの深刻な副作用がある.通常,⓱＿＿＿毒性は可逆的で,薬剤の投与を中止すれば⓳＿＿＿は回復する.一方,⓲＿＿＿毒性の場合,⓴＿＿＿の細胞の一部が破壊される重篤なものでは投与を中止しても㉑＿＿＿は回復しない.

7. アミノグリコシド系抗菌薬に対する耐性を獲得する機序は,㉒＿＿＿＿の産生,㉓＿＿＿＿との親和性の低下,薬剤の㉔＿＿＿＿,薬剤排出ポンプによる耐性化がある.

8. アミノグリコシド系抗菌薬の主なターゲットはグラム㉕＿＿＿性菌であり,通常,グラム㉖＿＿＿性菌にはアルベカシンを除いて単剤で使用されることはない.

9. βラクタム系抗菌薬との併用で㉗＿＿＿効果を示す.

⑩ アミノグリコシド系抗菌薬の代謝・排泄経路は㉘＿＿＿＿＿型である.

2 各論

　抗菌薬の表記は多くの場合，略語で示されます．一般名の後の＿＿＿＿＿内に略語を記入しましょう．また，その抗菌薬の特徴を示した内容に関する記述について＿＿＿＿に該当する語句を記入しましょう．

一般名 ストレプトマイシン　　**略語** ❶＿＿＿＿＿＿＿

　ストレプトマイシンは，結核菌，ペスト菌，野兎病菌などへの適応をもつが，現在では，❷＿＿＿＿＿および❸＿＿＿＿＿＿＿＿＿＿＿の治療以外にはほぼ使用されない．比較的耐性菌が出現しやすく，❷＿＿＿＿＿に対しては第一選択薬として経口の❹＿＿＿＿＿と併用して使用され，❸＿＿＿＿＿＿＿＿＿＿にはリファンピシン，エタンブトール，クラリスロマイシンとの併用で使用される．

　注意すべき副作用である❺＿＿＿＿＿＿＿や❻＿＿＿＿＿＿＿の程度は，アミノグリコシド系抗菌薬のなかでは弱い．投与方法は❼＿＿＿＿＿＿＿である．

❶SM　　❷結核　　❸非結核性抗酸菌症　　❹抗結核薬　　❺，❻腎毒性/聴器毒性
❼筋肉注射

一般名 ゲンタマイシン　**略語** ❶＿＿＿＿＿＿＿＿

一般名 イセパマイシン　**略語** ❷＿＿＿＿＿＿＿＿

一般名 アミカシン　**略語** ❸＿＿＿＿＿＿＿＿

一般名 トブラマイシン　**略語** ❹＿＿＿＿＿＿＿＿

　緑膿菌を含む❺＿＿＿＿＿性グラム❻＿＿＿＿＿＿性菌に対して抗菌力をもつ．これらの薬剤のなかで適応菌種への抗菌力に大きな差はない．

　ゲンタマイシンは，同群の薬剤のなかでも❼＿＿＿＿＿＿＿＿＿＿属に対する効果が強いことや，❽＿＿＿＿＿による心内膜炎に対して❾＿＿＿＿＿＿＿＿＿との併用で高い効果を示す点などが重要である．副作用の面では❿＿＿＿＿＿＿，⓫＿＿＿＿＿＿を生じる頻度が最も高い．

　イセパマイシンは1日⓬＿＿＿＿回投与が認められている．副作用では，ゲンタマイシンよりも❿＿＿＿＿＿＿，⓫＿＿＿＿＿＿＿の程度が低い．また，無効化につながる⓭＿＿＿＿＿＿＿に対して安定であるため，耐性菌が少なく，他剤に耐性を示す菌に対しても有効である．

　アミカシンは1日⓮＿＿＿＿回投与が認められている．副作用では，イセパマイシンと同じくゲンタマイシンよりも❿＿＿＿＿＿＿，⓫＿＿＿＿＿＿＿の程度が低い．臨床では，⓯＿＿＿＿＿＿＿耐性グラム陰性菌による重症感染症に用いられる．そのため，⓯＿＿＿＿＿＿よりも先にアミカシンを投与することは避けた方がよい．また，特長としては他のアミノグリコシド系抗菌薬との間にほとんど⓰＿＿＿＿＿＿＿を認めないことなどがある．

　トブラマイシンは⓱＿＿＿＿＿に対して効果が高く，日本でも2013年1月に「嚢胞性線維症における⓱＿＿＿＿＿による呼吸器感染に伴う症状の改善」を適応にトブラマイシン吸入液（トービイ®吸入液）が認可されている．感染性心内膜炎に対して⓲＿＿＿＿＿＿＿やⓙ＿＿＿＿＿＿とゲンタマイシンを併用するケースや，⓴＿＿＿＿＿＿，小児の肺炎などでの㉑＿＿＿＿＿＿＿との併用など，さまざまな場面で使用される．

---

❶GM　❷ISP　❸AMK　❹TOB　❺好気　❻陰　❼セラチア　❽腸球菌

❾アンピシリン　❿，⓫聴器毒性/腎毒性　⓬1　⓭不活化酵素　⓮1

⓯ゲンタマイシン　⓰交差耐性　⓱緑膿菌　⓲，ⓙバンコマイシン/セファゾリン

⓴重症肺炎　㉑βラクタム系抗菌薬

一般名 スペクチノマイシン　　**略語** ❶ _____

　スペクチノマイシンは感性の❷ _____ による感染症に対して使用されるが，「サンフォード感染症治療ガイド」などの診療ガイドラインでは，この場合の第一選択薬はセフェム系抗菌薬の❸ _____ であり，スペクチノマイシンは主に第二選択薬として選択される．❸ _____ 耐性である場合や，❸ _____ による副作用の発現時に，スペクチノマイシンが使用されることが多い．

　投与方法は❹ _____ のみである．

一般名 アルベカシン　　**略語** ❺ _____

　アルベカシンは抗❻ _____ 薬のなかで唯一のアミノグリコシド系抗菌薬である．成人への用法・用量は「1日❼ _____ 回150〜200 mg（力価）を30分〜2時間かけて点滴静注する」で，TDMでは，目標として最高血中濃度を❽ _____ μg/mL，トラフ値を❾ _____ μg/mL未満にすることが指標とされている．最も有効だと考えられる量や点滴時間をシミュレーションソフトで予測してから開始し，初回投与後も薬物血中濃度測定値をもとに適切なモニタリングを行う必要がある．また，最近では❿ _____ への有効性が報告されている．

　アルベカシンに感性の❻ _____ による⓫ _____ ，⓬ _____ が添付文書上の適応になる．

❶SPCM　　❷淋菌　　❸セフトリアキソン　　❹臀部への筋肉注射　　❺ABK
❻メチシリン耐性黄色ブドウ球菌（MRSA）　　❼1　　❽9〜20　　❾1〜2
❿多剤耐性緑膿菌（MDRP）　　⓫, ⓬敗血症/肺炎

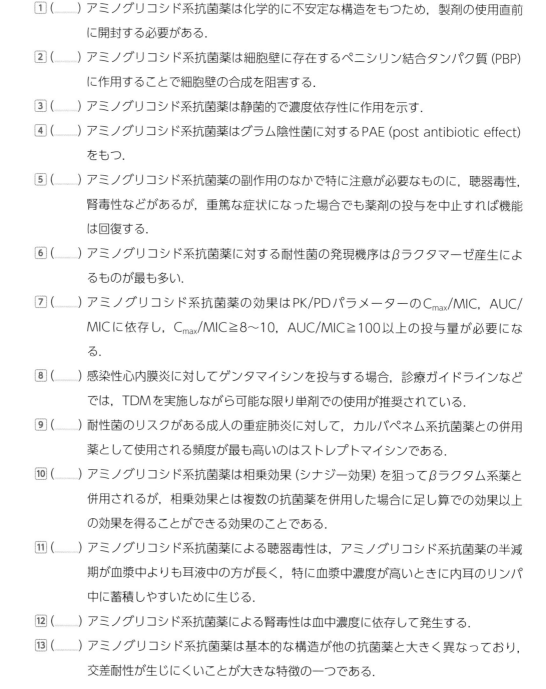

3 確認問題

以下の記述の正誤を答えてください. 誤っているものは, 該当する部分を修正しましょう.

① (　　) アミノグリコシド系抗菌薬は化学的に不安定な構造をもつため, 製剤の使用直前に開封する必要がある.

② (　　) アミノグリコシド系抗菌薬は細胞壁に存在するペニシリン結合タンパク質 (PBP) に作用することで細胞壁の合成を阻害する.

③ (　　) アミノグリコシド系抗菌薬は静菌的で濃度依存性に作用を示す.

④ (　　) アミノグリコシド系抗菌薬はグラム陰性菌に対するPAE (post antibiotic effect) をもつ.

⑤ (　　) アミノグリコシド系抗菌薬の副作用のなかで特に注意が必要なものに, 聴器毒性, 腎毒性などがあるが, 重篤な症状になった場合でも薬剤の投与を中止すれば機能は回復する.

⑥ (　　) アミノグリコシド系抗菌薬に対する耐性菌の発現機序はβラクタマーゼ産生によるものが最も多い.

⑦ (　　) アミノグリコシド系抗菌薬の効果はPK/PDパラメーターのC_{max}/MIC, AUC/MICに依存し, C_{max}/MIC≧8〜10, AUC/MIC≧100以上の投与量が必要になる.

⑧ (　　) 感染性心内膜炎に対してゲンタマイシンを投与する場合, 診療ガイドラインなどでは, TDMを実施しながら可能な限り単剤での使用が推奨されている.

⑨ (　　) 耐性菌のリスクがある成人の重症肺炎に対して, カルバペネム系抗菌薬との併用薬として使用される頻度が最も高いのはストレプトマイシンである.

⑩ (　　) アミノグリコシド系抗菌薬は相乗効果 (シナジー効果) を狙ってβラクタム系薬と併用されるが, 相乗効果とは複数の抗菌薬を併用した場合に足し算での効果以上の効果を得ることができる効果のことである.

⑪ (　　) アミノグリコシド系抗菌薬による聴器毒性は, アミノグリコシド系抗菌薬の半減期が血漿中よりも耳液中の方が長く, 特に血漿中濃度が高いときに内耳のリンパ中に蓄積しやすいために生じる.

⑫ (　　) アミノグリコシド系抗菌薬による腎毒性は血中濃度に依存して発生する.

⑬ (　　) アミノグリコシド系抗菌薬は基本的な構造が他の抗菌薬と大きく異なっており, 交差耐性が生じにくいことが大きな特徴の一つである.

14 (　　) アルベカシンは抗MRSA薬のなかで唯一のアミノグリコシド系抗菌薬であり
　　TDMを行いながら使用することで安全かつ有効に活用することができる.

15 (　　) スペクチノマイシンは淋菌感染症に特化した薬剤であり，あらゆる淋菌感染症に
　　対して第一選択薬として使用される.

16 (　　) アミノグリコシド系抗菌薬は腎排泄型の薬剤と考えられている.

こたえ

1：×（化学的に安定な抗菌薬であるが，使用直前に開封するという点は他の薬剤と同じである）

2：×（リボソーム30Sサブユニットに作用してタンパク合成を非可逆的に阻害する）

3：×（作用は殺菌的である）

4：○

5：×（腎毒性は可逆的だが，聴器毒性の場合，内耳の細胞の一部が破壊されるような重篤なものでは聴力は回復しない）

6：×（アミノグリコシド系抗菌薬はβラクタム系薬ではないのでβラクタマーゼの影響を受けない. 耐性機序としては修飾酵素の産生，リボソームとの親和性の低下，薬剤の通過障害，薬剤排出ポンプによる耐性化などがある）

7：○

8：×（単剤ではなく，バンコマイシンやβラクタム系薬との併用が推奨されている）

9：×（アミカシン，ゲンタマイシン，トブラマイシンなどが第二選択薬として使用される）

10：○

11：○

12：×（血中濃度だけでなく総投与量にも比例することが知られている）

13：×（構造が類似しており交差耐性が多く認められる）

14：○

15：×（セフトリアキソンが第一選択薬になるケースも多い）

16：○

4　処方監査

次の処方箋を確認し，変更および問い合わせが必要ないかを検討しましょう．

処　方

1) ソルデム®3A輸液 1,000 mL　1回1袋

末梢持続点滴・本体　1日2回（点滴時間12時間）

2) ゲンタマイシン（ゲンタシン®）注 40 mg　1アンプル
    生理食塩液 100 mL　1回1本

末梢側管　1日3回（点滴時間30分）

▶▶▶　**患者情報，身体所見**　◀◀◀

年齢　78歳，**性別**　女性

身長　143 cm，**体重**　40 kg

アレルギー歴　なし

診断名　膀胱炎

▶▶▶　**併用薬**　◀◀◀

・グリメピリド錠 1 mg　1回1錠　1日1回（朝食後）

・メトホルミン錠 250 mg　1回1錠　1日2回（朝夕食後）

・クエン酸第一鉄 50 mg　1回1錠　1日1回（朝食後）

▶▶▶　**検査値**　◀◀◀

WBC　$90 \times 10^2/\mu$L，**RBC**　$322 \times 10^4/\mu$L，**Plt**　$23 \times 10^4/\mu$L，**好中球**　67 %，**Hb**　10 g/dL，
ALT　37 U/L，**AST**　39 U/L，**Scr**　0.6 mg/dL，**eGFR**　71 mL/分/1.73 m^2

尿培養　*Pseudomonas aeruginosa*

Ａｎｓｗｅｒ

　　アミノグリコシド系抗菌薬であるゲンタマイシンは1日1回投与が推奨されているため，問い合わせが必要です．

▶▶▶ 解説 ◀◀◀

　　添付文書では分割投与とされていますが，アミノグリコシド系抗菌薬は濃度依存的に殺菌作用を示すため，1日1回投与が推奨されています（ただし，腸球菌に対する感染性心内膜炎は除く）．ゲンタマイシン（GM）は尿路感染症に対して3 mg/体重kgで使用するため，本症例では120 mg×1回投与を提案しましょう．

▶▶▶ ワンポイントアドバイス ◀◀◀

　　アミノグリコシド系薬の使用時にはTDMが推奨されています．臨床効果は，ピーク濃度（C_{peak}）と最小発育阻止濃度（MIC）の比で表されるC_{peak}/MICに依存し，さらに，腎機能障害はトラフ値と相関するため，C_{peak}値とトラフ値の測定が必要です．しかし，アミノグリコシド系抗菌薬は腎排泄型であり，高濃度が尿中に移行しやすいことを考慮し，尿路感染症の治療時は低用量での使用となるためルーチンのTDMは必須ではないとされています．ただし，腎機能低下例では血中濃度が高値となる可能性を考慮し，有害反応を予防する目的でトラフ値測定が必要となります．

文献

1) 日本化学療法学会 抗菌化学療法認定医認定制度審議委員会 編：抗菌薬適正使用生涯教育テキスト（第3版）-05．アミノグリコシド系抗菌薬，2020年10月発行．
2) 公益社団法人日本化学療法学会・一般社団法人日本TDM学会 編：抗菌薬TDMガイドライン改訂版，2016年6月発行．

5. キノロン系抗菌薬

1　総論

　以下はキノロン系抗菌薬全体の特徴を示した記述です. ＿＿＿＿に該当する語句を記入しましょう.

① キノロン系抗菌薬は大きく第1世代から第4世代に分けることができるが, 第2世代以降は構造に❶＿＿＿＿を有し, ニューキノロンもしくはフルオロキノロンとよばれる.

② 細菌がもつ, DNAジャイレース, トポイソメラーゼⅣという❷＿＿＿＿合成を調節する酵素のはたらきを阻害することで, 細菌の❷＿＿＿＿複製を阻害して細菌を破壊する.

③ 作用は❸＿＿＿＿的で, ❹＿＿＿＿性に作用を示す. 薬効と相関するPK/PDパラメーターは❺＿＿＿＿, ❻＿＿＿＿であり, 目標値は, 肺炎球菌に対して使用する場合には❼＿＿＿＿, グラム陰性菌・ブドウ球菌感染・易感染患者に用いる場合には❽＿＿＿＿, ❾＿＿＿＿がめやすになる.

④ キノロン系抗菌薬はグラム陰性菌に対して高い抗菌力をもつとともに, グラム陽性菌, ❿＿＿＿＿や⓫＿＿＿＿などの非定型菌のほか, 結核菌をはじめとする⓬＿＿＿＿, ⓭＿＿＿＿などに広い抗菌活性を示す.

⑤ 細菌に対して一定時間抗菌薬を作用させたのちに抗菌薬を除いても再増殖が抑制される効果を⓮＿＿＿＿とよび, キノロン系抗菌薬はグラム陽性菌・陰性菌に対して, その効果をもつ.

⑥ キノロン系抗菌薬で最も多くみられる副作用は下痢などの消化器症状で, そのほか, 中枢神経障害, ⓯＿＿＿＿, 高齢者での⓰＿＿＿＿などにも注意が必要になる.

⑦ キノロン系抗菌薬に対して耐性を獲得する機序は, 細菌がもつDNAジャイレースやトポイソメラーゼⅣの変異, 内膜上に存在する⓱＿＿＿＿の亢進, グラム陰性菌における⓲＿＿＿＿の欠損, ⓳＿＿＿＿へのキノロンの結合を阻害するプラスミド性のタンパク質の出現がある.

⑧ キノロン系抗菌薬のなかで, 呼吸器組織への移行性がよく, ⓴＿＿＿＿を主とした呼吸器感染症の主要な原因菌に高い効果をもつ薬剤を㉑＿＿＿＿とよぶ.

⑨ ニューキノロンの経口薬は㉒＿＿＿＿＿＿＿＿＿＿が高く，キノロン系抗菌薬の注射剤とほぼ同等であるため，経口剤の服用が可能であれば注射剤から経口剤へのスイッチは比較的容易である．

⑩ キノロン系抗菌薬の主な代謝・排泄経路は㉓＿＿＿＿＿型であるが，トスフロキサシンやモキシフロキサシン，ラスクフロキサシンなどは異なる特徴をもっているため，薬剤ごとに注意が必要である．

こたえ

❶フッ素 (F)　❷DNA　❸殺菌　❹濃度依存　❺, ❻AUC/MIC, C_{max}/MIC

❼AUC/MIC≧30　❽, ❾AUC/MIC≧100〜105, C_{max}/MIC≧8〜10

⑩, ⑪クラミドフィラ/マイコプラズマ　⑫, ⑬抗酸菌/嫌気性菌

⑭PAE (post-antibiotic effect)　⑮光線過敏症　⑯アキレス腱断裂　⑰薬物排出ポンプ

⑱外膜ポーリン　⑲標的酵素　⑳肺炎球菌　㉑レスピラトリーキノロン

㉒生物学的利用能 (バイオアベイラビリティ)　㉓腎排泄

2　各論

　抗菌薬の表記は多くの場合，略語で示されます．一般名の後の＿＿＿＿＿内に略語を記入しましょう．また，その抗菌薬の特徴を示した内容に関する記述について＿＿＿＿に該当する語句を記入しましょう．

▶▶▶ 第2世代 ◀◀◀

一般名 シプロフロキサシン　**略語** ❶＿＿＿＿＿＿＿

一般名 パズフロキサシン　　**略語** ❷＿＿＿＿＿＿＿

　キノロン系抗菌薬の注射剤には，第1世代および主に尿路用の第2世代の薬剤はなく，全身用に使われる第2世代，第3世代・第4世代に分けられる．

　経口シプロフロキサシンは消化管からの吸収性が優れているとは言いがたく，中等症および重症感染症の治療時に安定した効果を得る目的で注射薬が開発された．シプロフロキサシンは，❸＿＿＿＿＿を含むグラム陰性菌や，❹＿＿＿＿＿＿＿＿＿などに抗菌活性を示し，❺＿＿＿＿＿＿への効果も高い．第3世代セフェム系抗菌薬やカルバペネム系抗菌薬が無効なグラム❻＿＿＿＿性菌に対しても高い効果をもつ．また，注射薬であるために組織移行性が高く，経口シプロフロキサシンでは十分な効果が得られないグラム陽性菌である❼＿＿＿＿＿＿菌にも抗菌活性を示すが，重症感染症に使用できるレベルではない．

　パズフロキサシンは組織移行性が良好で，各組織において血中濃度の❽＿＿＿＿以上の濃度が得られる．とくに❾＿＿＿＿＿への移行に優れ，血中濃度の❿＿＿＿＿倍以上の値が得られるため⓫＿＿＿＿感染症に対して高い効果を示す．おもなターゲットは⓬＿＿＿＿＿を含むグラム陰性桿菌，❹＿＿＿＿＿＿＿＿＿などであるが，パズフロキサシンはシプロフロキサシンよりも添付文書上での適応菌種は多い．また，シプロフロキサシンでは効果が得られない嫌気性菌の⓭＿＿＿＿＿＿＿＿＿属にも抗菌活性を示す．

　臨床では，⓮＿＿＿＿＿＿＿＿にアレルギーがある場合の敗血症治療や，カテーテル関連血流感染症で⓯＿＿＿＿＿＿と併用するほか，入院治療が必要な⓰＿＿＿＿＿などど，さまざまな場面で使用される．

---

❶CPFX　❷PZFX　❸緑膿菌　❹レジオネラ　❺非定型菌　❻ 陰　❼ブドウ球

❽1/2　❾肺組織　❿1.3　⓫呼吸器　⓬緑膿菌　⓭バクテロイデス

⓮βラクタム系薬　⓯リネゾリド　⓰肺炎

▷▷▷ 第3世代 ◁◁◁

一般名 レボフロキサシン　　　**略語** ❶_____

　第3世代キノロン系抗菌薬は，第2世代の抗菌スペクトルに加えて❷_____を主としたグラム❸_____性菌に対する抗菌活性が高くなっている点が大きな特徴である．レボフロキサシンは，❹_____を含むグラム陰性桿菌をターゲットにするほか，呼吸器感染症の主な原因である肺炎球菌，❺_____，❻_____や，❼_____などに対して高い抗菌活性を示し，肺組織への移行性が高い．

　レボフロキサシンの注射剤はわが国では2011年から使用できるようになったが，海外では1990年代後半から使用されており，特に，非定型菌や肺炎球菌による肺炎など，呼吸器感染症で安全性と有用性を示すデータが蓄積されている．

　臨床では，❽_____にアレルギーがある場合の敗血症治療や，入院治療が必要な❾_____のほか，複雑性腎盂腎炎，❿_____などさまざまな感染症に使用される．なお，日本呼吸器学会による「医療・介護関連肺炎（NHCAP）診療ガイドライン」では，「嫌気性菌に対する抗菌力は不十分なため，⓫_____が疑われる症例では不適である」との記載がある．

❶LVFX　❷肺炎球菌　❸陽　❹緑膿菌
❺〜❼インフルエンザ菌/マイコプラズマ/クラミドフィラ　❽βラクタム系薬　❾肺炎
❿ウロセプシス　⓫誤嚥性肺炎

▶▶▶ 第4世代 ◀◀◀

一般名 ラスクフロキサシン　　**略語** ❶＿＿＿＿＿＿＿＿＿＿＿

　第4世代のニューキノロン系抗菌薬の注射薬は，現在のところラスクフロキサシンのみである．ラスクフロキサシン注射剤は，❷＿＿＿＿＿＿＿＿＿属や❸＿＿＿＿＿＿＿＿＿などの❹＿＿＿＿感染症の原因菌となる菌種に加え，❺＿＿＿＿＿＿＿＿＿へと抗菌スペクトルが広くなっている．適応症は，❻＿＿＿＿＿＿＿＿＿，❼＿＿＿＿＿＿＿＿＿，慢性呼吸器病変の二次感染のみであり，臓器別では❽＿＿＿＿＿＿＿＿＿に限定されている．ただし，嫌気性菌を考慮する必要がある呼吸器感染症である❾＿＿＿＿＿＿＿＿＿＿に対する注射剤の第一選択薬は，❿＿＿＿＿＿＿＿＿や⓫＿＿＿＿＿＿＿＿＿などであり，ラスクフロキサシンは第一選択薬ではない点には注意が必要である．

---

❶LSFX　　❷レンサ球菌　　❸肺炎球菌　　❹呼吸器　　❺嫌気性菌　　❻, ❼ 肺炎/肺膿瘍

❽呼吸器感染症　　❾誤嚥性肺炎

❿, ⓫スルバクタム・アンピシリン (SBT/ABPC)/タゾバクタム・ピペラシリン (TAZ/PIPC)

3 確認問題

以下の記述の正誤を答えてください. 誤っているものは, 該当する部分を修正しましょう.

1 (　　) キノロン系抗菌薬のなかでニューキノロンとよばれるものは, 構造にS(硫黄)をもつ.

2 (　　) キノロン系抗菌薬はDNAジャイレースやトポイソメラーゼIVというDNA合成を調節する酵素のはたらきを促進することで細菌を破壊する.

3 (　　) キノロン系抗菌薬の作用は殺菌的で, 時間依存性に作用を示す.

4 (　　) キノロン系抗菌薬は一般に, 第1世代から第4世代に分類される.

5 (　　) キノロン系抗菌薬はグラム陽性菌に対してPAE (post antibiotic effect) とよばれる効果をもつがグラム陰性菌に対する効果はもたない.

6 (　　) キノロン系抗菌薬に対する耐性獲得の機序としてわかっているものは, 細菌内膜上に存在する薬物排出ポンプの亢進, グラム陰性菌における外膜ポーリンの欠損, 標的酵素へのキノロンの結合を阻害するプラスミド性のタンパク質の出現であり, キノロン系薬の耐性菌であればいずれかに当てはまる.

7 (　　) キノロン系抗菌薬は%T>MICに依存する効果をもつ抗菌薬であり, 増殖抑制効果が60%以上, 最大殺菌作用は80%以上とされる.

8 (　　) 第1世代から第4世代までのキノロン系抗菌薬の注射剤のなかで, 臨床で最も使用量が多いのは, 抗菌スペクトルが狭く耐性菌の問題が少ない第1世代の注射剤である.

9 (　　) レボフロキサシンの注射剤は, グラム陰性菌に効果をもつだけでなく, 第2世代と比較して, 肺炎球菌などのグラム陽性菌への抗菌活性も高くなっている.

10 (　　) レボフロキサシンの注射剤はキノロン系抗菌薬の注射剤のなかで最も使用量が多く, レスピラトリーキノロンとよばれるように, 誤嚥性肺炎をはじめとする肺炎の第一選択薬となる.

11 (　　) βラクタマーゼの一種であるセファロスポリナーゼを恒常的に発現する菌による成人肺炎の場合, キノロン系抗菌薬を使用することはできない.

12 (　　) キノロン系抗菌薬は, βラクタム系薬が効かないレジオネラやクラミドフィラなどの非定型菌に対して抗菌力をもつ.

13 (　　) ラスクフロキサシンは最も新しいキノロン系抗菌薬であり, 敗血症, 重症肺炎などの重症感染症に対して広く使用される.

14 (　　) 経口キノロン系抗菌薬の生物学的利用能 (バイオアベイラビリティ) はキノロン系
抗菌薬の注射剤の30％程度のため，注射剤から経口剤へのスイッチは難しい．

こたえ

1：✕〔構造にフッ素 (F) をもつ〕

2：✕ (DNA合成に関わる酵素のはたらきを阻害する)

3：✕ (時間依存性ではなく濃度依存性に作用を示す)

4：○

5：✕ (グラム陽性菌・グラム陰性菌の双方にPAEを示す)

6：✕ (DNAジャイレースやトポイソメラーゼⅣの変異もある)

7：✕ (PK/PDパラメーターではAUC/MIC，C_{max}/MICに依存し，目標値は，肺炎球菌ではAUC/MIC≧30，グラム陰性菌・ブドウ球菌感染・易感染患者ではAUC/MIC≧100〜105，C_{max}/MIC≧8〜10である)

8：✕ (第1世代キノロン系抗菌薬の注射剤はない)

9：○

10：✕ (嫌気性菌への効果が不十分なため誤嚥性肺炎の第一選択薬とはならず，第二選択薬として使用する場合にもクリンダマイシンやメトロニダゾールなどの嫌気性菌に高い効果をもつ薬剤と併用して使用される)

11：✕ (キノロン系抗菌薬はβラクタマーゼの影響を受けないため使用できる)

12：○

13：✕ (肺炎，肺膿瘍，慢性呼吸器病変の二次感染のみに使用される)

14：✕ (経口キノロン薬の生物学的利用能は非常に高く，レボフロキサシン点滴静注による治療からレボフロキサシン錠による治療へのスイッチなどは非常に行いやすい)

4 処方監査

次の処方箋を確認し，変更および問い合わせが必要ないかを検討しましょう．

処 方

1) レボフロキサシン（クラビット®）点滴静注バッグ 500 mg/100 mL　1回1袋

　　　　　　　　　　　　　　　　　　　末梢点滴　1日1回（点滴時間60分）

2) ヘパリンNaロック用 100単位/mL シリンジ 10 mL　1回1シリンジ

　　　　　　　　　　　　　　　　　　　静脈内投与　1日1回

▷▷▷ 患者情報，身体所見 ◁◁◁

年齢　68歳，**性別**　男性

身長　175 cm，**体重**　55 kg

アレルギー歴　なし

診断名　肺炎

▷▷▷ 併用薬 ◁◁◁

・酸化マグネシウム 330 mg　1回1錠　便秘時

▷▷▷ 検査値 ◁◁◁

WBC　$110×10^2/\mu L$，**RBC**　$348×10^4/\mu L$，**Plt**　$30×10^4/\mu L$，**好中球**　76 %，**Hb**　14 g/dL，
ALT　33 U/L，**AST**　25 U/L，**Scr**　0.8 mg/dL，**eGFR**　73 mL/分/1.73 m^2

Answer

　レボフロキサシンはヘパリンナトリウムとの配合変化が認められているため，投与方法について問い合わせが必要です．

▷▷▷　解説　◁◁◁

　レボフロキサシンとヘパリンナトリウムには配合変化の報告があります．ヘパリンNaロックを使用する場合は，添付文書にも記載のあるように，生理食塩液で前後フラッシュする必要があります．

▷▷▷　ワンポイントアドバイス　◁◁◁

　レボフロキサシン（LVFX）はバイオアベイラビリティが非常に高いため，経口剤は注射剤と同等な効果が期待できます．そのため，患者状態から経口投与（服用）が可能と判断できた場合は同用量の経口剤へのスイッチが可能です．しかし，本症例のように，酸化マグネシウムなどのレボフロキサシンの吸収を阻害する薬剤を内服している場合は，服用時間を2時間以上ずらすよう説明しなければなりません．

▷▷▷　MORE INFO.　◁◁◁

　「抗菌薬Navi第3版」　p.101（ニューキノロン系抗菌薬投与の注意点）

6. マクロライド系抗菌薬

1 総論

　以下はマクロライド系抗菌薬全体の特徴を示した記述です. ＿＿＿＿＿に該当する語句を記入しましょう.

1 マクロライド系抗菌薬は❶＿＿＿＿＿＿＿＿環とよばれる1つまたはそれ以上の個数のデオキシ糖が結合した大分子量のラクトン環で構成され, 14員環, ❷＿＿＿＿＿員環, 16員環の薬剤がある.

2 マクロライド系抗菌薬は, 細菌のリボソーム❸＿＿＿＿＿＿＿＿上でペプチド鎖が伸長する際の❹＿＿＿＿＿＿＿＿反応を阻害することで細菌のタンパク質合成を阻害する.

3 作用は❺＿＿＿＿的であるが, 対象とする微生物によっては❻＿＿＿＿的に作用する. 効果は❼＿＿＿＿依存性で, 相関するPK/PDパラメーターは, ❽＿＿＿＿＿＿＿＿, ❾＿＿＿＿＿＿＿＿である.

4 グラム陽性菌では, ❿＿＿＿＿＿, ⓫＿＿＿＿＿＿＿＿などに抗菌活性を示す. グラム陰性菌に対しては大部分に抗菌活性を示さないが, ⓬＿＿＿＿＿＿＿, 百日咳菌, ⓭＿＿＿＿＿＿属などには抗菌活性を示す. また, マクロライド系抗菌薬の特徴として⓮＿＿＿＿＿＿や⓯＿＿＿＿＿＿＿＿などの非定型菌に優れた抗菌活性を示す.

5 細菌に対して一定時間抗菌薬を作用させたのちに抗菌薬を除いても再増殖が抑制される効果を⓰＿＿＿＿とよび, マクロライド系抗菌薬の⓰＿＿＿＿はグラム陽性菌のみならず⓱＿＿＿＿＿＿＿＿に対しても, その効果をもつ.

6 マクロライド系抗菌薬は比較的安全性の高い薬剤であるが, 副作用として, 悪心, 嘔吐, ⓲＿＿＿＿などの消化器症状がみられる.

7 細菌によるマクロライド系抗菌薬に対する耐性獲得の機序は, 抗菌薬の⓳＿＿＿＿＿＿の変化や, ⓴＿＿＿＿＿＿＿＿の過剰発現によるものなどがある.

8 マクロライド系抗菌薬は構造から3種類に分けられるが, 主に経口剤で問題になりやすい㉑＿＿＿＿に対する安定性や, 組織移行性, 効果の面では㉒＿＿＿＿＿＿＿＿などが改善されたものは, ㉓＿＿＿＿＿＿＿＿とよばれる.

⑨ 薬物代謝酵素の㉔＿＿＿＿＿＿＿＿＿＿で代謝される併用薬がある場合，併用薬の代謝が阻害され，副作用の発現頻度が上昇することがある．

⑩ 細菌が1種類のマクロライド系抗菌薬に対する耐性を獲得すると，他のマクロライド系抗菌薬にも耐性となることが多い．これを㉕＿＿＿＿＿＿＿＿＿＿という．

こたえ

❶マクロライド　❷15　❸50Sサブユニット　❹ペプチド転移酵素　❺静菌　❻殺菌

❼時間　❽，❾%T>MIC　AUC/MIC　⑩，⑪ブドウ球菌/肺炎球菌　⑫インフルエンザ菌

⑬カンピロバクター　⑭，⑮クラミドフィラ/マイコプラズマ　⑯PAE　⑰グラム陰性菌

⑱下痢　⑲作用点　⑳薬剤排出輸送タンパク質　㉑胃酸　㉒抗菌活性

㉓ニューマクロライド　㉔CYP3A4　㉕交差耐性

2 各論

　抗菌薬の表記は多くの場合，略語で示されます．一般名の後の＿＿＿＿内に略語を記入しましょう．また，その抗菌薬の特徴を示した内容に関する記述について＿＿＿＿に該当する語句を記入しましょう．

▶▶▶ 14員環 ◀◀◀

一般名 エリスロマイシン　　**略語** ❶＿＿＿＿＿＿

　14員環注射用マクロライド系抗菌薬には，エリスロマイシンがある．注射剤であるため，経口剤のエリスロマイシンでの問題であった❷＿＿＿＿＿の影響や消化管での❸＿＿＿＿＿の悪さという問題点がない．とくにエリスロマイシンが有効な❹＿＿＿＿＿＿＿＿などの細胞内寄生性菌の感染症で，経口投与が難しい症例では有効性が高い．外傷・熱傷および手術創などの二次感染，肺炎，ジフテリアが添付文書上の適応症になるが，エリスマイシン点滴静注用を他の薬剤に優先して第一選択薬として使用する場面は少ない．

▶▶▶ 15員環 ◀◀◀

一般名 アジスロマイシン　　**略語** ❺＿＿＿＿＿＿

　点滴静注用のアジスロマイシンは，主に，経口薬による治療が困難で全身状態が不良な患者における❻＿＿＿＿＿と❼＿＿＿＿＿＿＿＿の治療をターゲットにした1日1回投与製剤である．❽＿＿＿＿＿，インフルエンザ菌などが原因の❾＿＿＿＿肺炎や❿＿＿＿＿＿，クラミジア，⓫＿＿＿＿＿＿＿などが原因の⓬＿＿＿肺炎に使用する．

　臨床では，⓬＿＿＿肺炎の入院治療や，❾＿＿＿肺炎か⓬＿＿＿肺炎か明らかでない場合のエンピリックセラピーなどで第一選択薬として推奨されている．また，骨盤内炎症性疾患では⓭＿＿＿＿＿＿＿の関与が強く疑われる場合には第一選択薬となる．

---

❶EM　　❷胃酸　　❸吸収　　❹マイコプラズマ　　❺AZM

❻，❼肺炎/骨盤内炎症性疾患　　❽肺炎球菌　　❾細菌性

❿，⓫マイコプラズマ/レジオネラ　　⓬非定型　　⓭*Chlamydia trachomatis*

3　確認問題

以下の記述の正誤を答えてください．誤っているものは，該当する部分を修正しましょう．

1 （　　　）マクロライド系抗菌薬には，14員環，15員環，16員環構造の薬剤がある．

2 （　　　）マクロライド系抗菌薬は，細菌のリボソーム30Sサブユニット上でペプチド鎖が伸長する際に起こるペプチド転移酵素反応を阻害することで細菌のタンパク質合成を阻害する．

3 （　　　）マクロライド系抗菌薬の作用は静菌的であるが，対象微生物によっては殺菌的に作用する．

4 （　　　）マクロライド系抗菌薬はグラム陽性菌に対してPAE（post antibiotic effect）とよばれる効果をもつが，グラム陰性菌に対する効果はもたない．

5 （　　　）細菌がマクロライド系抗菌薬に対する耐性を獲得した場合，βラクタマーゼの産生がみられる．

6 （　　　）マクロライド系抗菌薬の効果に関連するPK/PDパラメーターは，薬剤ごとに異なり%T>MICもしくはAUC/MICであり，エリスロマイシンであれば%T>MICが50〜60%，アジスロマイシンであれば免疫正常時はAUC/MIC≧25〜30，免疫低下時はAUC/MIC≧100〜125が有効性の指標になる．

7 （　　　）マクロライド系抗菌薬は，クラミドフィラ属，マイコプラズマ属などの細胞内寄生性菌に対して高い効果をもつ．

8 （　　　）マクロライド系抗菌薬の主な副作用は，消化器症状や肝機能障害であり，安全性の高い薬剤である．しかし頻度は低いもののQT延長も生じうるため，注意が必要である．

9 （　　　）マクロライド系抗菌薬は薬物代謝酵素のCYP1A2で代謝される薬剤との併用には注意が必要である．

10 （　　　）細菌性肺炎か非定型肺炎か明らかでない場合のエンピリックセラピーなどで，アジスロマイシン点滴静注薬はカルバペネム系抗菌薬が使用できない場合の代替薬となる．

4 処方監査

次の処方箋を確認し，変更および問い合わせが必要ないかを検討しましょう．

処方

1) ソルデム®3A輸液 1,000 mL　1回1袋

末梢持続点滴・本体　1日2回（点滴時間12時間）

2) アジスロマイシン（ジスロマック®）点滴静注用 500 mg　1回1バイアル

生理食塩液 100 mL　1回1本

末梢側管　1日1回（点滴時間60分）

▶▶▶ 患者情報，身体所見 ◀◀◀

年齢　57歳，**性別**　男性

身長　167 cm，**体重**　67 kg

アレルギー歴　なし

診断名　マイコプラズマ肺炎

▶▶▶ 併用薬 ◀◀◀

なし

▶▶▶ 検査値 ◀◀◀

WBC　$80\times10^2/\mu L$，**RBC**　$423\times10^4/\mu L$，**Plt**　$19\times10^4/\mu L$，**好中球**　68 %，**Hb**　14 g/dL，**ALT**　35 U/L，**AST**　38 U/L，**Scr**　0.8 mg/dL，**eGFR**　77 mL/分/1.73 m²

Ａnswer

　アジスロマイシンの溶解・希釈方法，投与時間に誤りがあるため，処方医に問い合わせが必要です．

▶▶▶ **解説** ◀◀◀

　添付文書の使用上の注意には，調製時に「本剤を注射用水4.8 mLに溶解した液（濃度100 mg/mL）を，5％ブドウ糖注射液等の配合変化がないことが確認されている輸液を用いて注射溶液濃度1.0 mg/mLに希釈する」とあり，アジスロマイシン500 mgであれば500 mLの輸液で希釈する必要があります．また，用法・用量は「成人にはアジスロマイシンとして500 mg（力価）を1日1回，2時間かけて点滴静注する」とあるとおり，投与時間は2時間となります．

▶▶▶ **ワンポイントアドバイス** ◀◀◀

　アジスロマイシンの注射剤の使用頻度は高くないため，使用方法に関して医師から問い合わせを受けることもあるかと思われます．よって，溶解・希釈方法，投与時間には特に注意しなければならない旨は押さえておくとよいでしょう．また，マクロライド耐性のマイコプラズマには注意する必要があり，その場合はテトラサイクリン系抗菌薬が優れているとされています．

文献

1）日本感染症学会，日本化学療法学会 JAID/JSC感染症治療ガイド・ガイドライン作成委員会 編：呼吸器感染症治療ガイドライン，2014.（日本化学療法学会雑誌，62（1）：1-109, 2014）

7. テトラサイクリン系抗菌薬

1 総論

　　以下はテトラサイクリン系抗菌薬全体の特徴を示した記述です．＿＿＿＿＿に該当する語句を記入しましょう．

1　テトラサイクリン系抗菌薬は4つの❶＿＿＿＿＿を構造にもつ．❷＿＿＿＿＿の違いが薬剤ごとの特徴になり，第1世代，第2世代に分けられる．

2　テトラサイクリン系抗菌薬は，細菌のリボソーム❸＿＿＿＿＿に結合することでタンパク質合成を阻害して抗菌作用を示す．

3　作用は❹＿＿＿＿＿的で，薬効と相関するPK/PDパラメーターは❺＿＿＿＿＿である．このPK/PDパラメーターの目標値は，免疫正常時が❻＿＿＿＿＿，免疫低下時は❼＿＿＿＿＿が指標となる．

4　グラム陽性菌では❽＿＿＿＿＿，❾＿＿＿＿＿などに抗菌活性を示し，グラム陰性菌では❿＿＿＿＿，⓫＿＿＿＿＿，モラクセラ・カタラーリス，大腸菌などに抗菌活性を示す．加えて，βラクタム系抗菌薬が無効である⓬＿＿＿＿＿属や⓭＿＿＿＿＿属などの非定型菌に優れた抗菌活性を示すほか，大きな特徴として⓮＿＿＿＿＿病，⓯＿＿＿＿＿病などの人獣共通感染症や，寄生性の病原微生物である⓰＿＿＿＿＿に対する治療などにも重要な薬剤である．

5　細菌に対して一定時間抗菌薬を作用させたのちに抗菌薬を除いても細菌の再増殖が抑制される効果を⓱＿＿＿＿＿とよび，テトラサイクリン系抗菌薬は，グラム陽性菌だけでなく，⓲＿＿＿＿＿に対しても，その効果をもつ．

6　テトラサイクリン系抗菌薬の代表的な副作用に，胎児で生じる⓳＿＿＿＿＿，小児で生じる歯の⓴＿＿＿＿＿や㉑＿＿＿＿＿があるため，妊婦や授乳婦，8歳以下の小児には使用できない．副作用にはこのほか，光線過敏，めまい，肝障害，消化器症状などがある．

7　細菌がテトラサイクリン系抗菌薬に対して耐性を獲得する機序として，第1世代では，㉒＿＿＿＿＿により細菌内から抗菌薬が放出されることがあげられる．第2世代以降では，細菌の㉓＿＿＿＿＿に結合した薬剤を結合部位から遊離させるこ

とで耐性化が生じる.

⑧ ㉔＿＿＿＿の短いテトラサイクリンは第1世代，㉔＿＿＿＿が長くなったミノサイクリン，ドキシサイクリンなどは第2世代に分類される.

⑨ 経口薬の生物学的利用能（バイオアベイラビリティ）は㉕＿＿＿＿＿＿％程度である.

⑩ Ca，Mg，Feなどを含む薬剤とテトラサイクリン系抗菌薬を同時に服用すると，消化管内で㉖＿＿＿＿をつくり吸収されなくなる.したがって，これらを含む薬剤との併用時や，㉗＿＿＿＿などの食品を摂取する場合は，服用のタイミングを㉘＿＿＿＿時間程度ずらす必要がある.

2　各論

　抗菌薬の表記は多くの場合，略語で示されます．一般名の後の＿＿＿＿＿内に略語を記入しましょう．また，その抗菌薬の特徴を示した内容に関する記述について＿＿＿＿＿に該当する語句を記入しましょう．

▶▶▶ 第2世代 ◀◀◀

一般名 ミノサイクリン　　**略語** ❶＿＿＿＿＿＿＿＿＿

　ミノサイクリンは，グラム陽性菌である❷＿＿＿＿＿＿＿＿＿，肺炎球菌などのほか，グラム陰性菌である❸＿＿＿＿＿＿＿，髄膜炎菌，大腸菌などに効果をもつだけでなく，細胞内寄生性菌である❹＿＿＿＿＿＿＿，❺＿＿＿＿＿＿＿など，嫌気性菌，さらには❻＿＿＿＿＿までカバーする広い抗菌スペクトルをもつ優れた薬剤である．なお，抗菌スペクトルの広さでは同じ第2世代のドキシサイクリンと大きな差はないものの，❷＿＿＿＿＿＿＿に対する抗菌活性はドキシサイクリンよりも高い．また，保険適用はないが，嫌気性菌である❼＿＿＿＿＿や，❽＿＿＿＿＿＿＿属に有効であることは併用薬としての位置づけにおいて重要である．

　臨床では，❾＿＿＿＿＿＿＿感染の劇症症例の初期治療薬という特徴をもつ．経口剤の❿＿＿＿＿＿＿が高く，有効性は注射剤と経口剤で大きな差がないため，注射薬は救急の場合や服用が不能な患者に用いられ，服用が可能になれば基本的には経口剤に切り替えることが多い．炭疽，⓫＿＿＿＿＿＿＿，⓬＿＿＿＿＿＿＿などの治療で使用されるほか，⓭＿＿＿＿＿＿＿による肺炎の入院治療などで第一選択薬として使用される．

　テトラサイクリン系抗菌薬の副作用として光線過敏症が知られるが，ミノサイクリンではほとんどみられない．しかし，組織移行性の面では⓮＿＿＿＿＿濃度が上昇することによる⓯＿＿＿＿＿＿＿により，めまい，ふらつきの副作用が出やすい点に注意が必要である．

---

❶MINO　　❷ブドウ球菌　　❸インフルエンザ菌　　❹，❺クラミドフィラ/リケッチア

❻原虫　　❼*Bacteroides fragilis*　　❽カンピロバクター　　❾性器クラミドフィラ

❿生物学的利用率　　⓫，⓬つつが虫病/オウム病　　⓭クラミドフィラ　　⓮中耳内

⓯前庭障害

▶▶▶ グリシルサイクリン系抗菌薬（ミノサイクリン誘導体）◀◀◀

一般名 チゲサイクリン　　**略語** ❶＿＿＿＿＿＿＿＿＿＿＿＿

　チゲサイクリンの構造上の特徴は，ミノサイクリンの9位に ❷＿＿＿＿＿＿＿＿＿＿基が結合していることである．ミノサイクリンと同様，細菌のリボソーム ❸＿＿＿＿＿＿＿＿に結合して細菌のタンパク質合成を抑制するが，ミノサイクリンとは異なる部位でリボソームに結合するため，リボソーム保護に起因する耐性の影響を受けない．

　チゲサイクリンがもつ抗菌スペクトルの広さは，ドキシサイクリン，ミノサイクリンのものをはるかに上回り，βラクタム系抗菌薬に対する耐性をもつ ❹＿＿＿＿＿＿＿＿＿産生菌や ❺＿＿＿＿＿＿＿＿＿産生菌のほか，多剤耐性 ❻＿＿＿＿＿＿＿属，およびその他の耐性菌を含むグラム陰性菌に抗菌活性を示すが，❼＿＿＿＿＿＿＿には無効である．なお，添付文書上では適応菌種として，大腸菌，クレブシエラ属，❽＿＿＿＿＿＿属，❾＿＿＿＿＿＿属，❿＿＿＿＿＿＿属の記載があるが，注意事項として「ただし，他の抗菌薬に耐性を示した菌株に限る」とあるように，第一選択薬として使用される薬剤ではない．

　副作用としては悪心，嘔吐，下痢の頻度は高く，血管痛などがある．適応症は深在性皮膚感染症，慢性膿皮症，外傷・熱傷及び手術創等の二次感染，びらん・潰瘍の二次感染，腹膜炎，腹腔内膿瘍，胆嚢炎であるが，基本的には他剤が無効であった場合の選択肢となる．

❶TGC　　❷グリシルアミド　　❸30Sサブユニット

❹，❺基質特異性拡張型βラクタマーゼ (ESBL)／AmpC型βラクタマーゼ

❻アシネトバクター　　❼緑膿菌

❽～❿シトロバクター／エンテロバクター／アシネトバクター

3　確認問題

以下の記述の正誤を答えてください．誤っているものは，該当する部分を修正しましょう．

1 （　　　）テトラサイクリン系抗菌薬は構造に4つの5員環をもつ．側鎖の違いが薬剤ごとの特徴になり，第1世代，第2世代に分けられる．

2 （　　　）テトラサイクリン系抗菌薬は細菌のリボソーム30Sサブユニットに結合することでタンパク質合成を阻害して抗菌作用を示す．

3 （　　　）テトラサイクリン系抗菌薬の作用は静菌的である．

4 （　　　）テトラサイクリン系抗菌薬はグラム陽性菌に対してPAE (post antibiotic effect) とよばれる効果をもつが，グラム陰性菌に対する効果はもたない．

5 （　　　）テトラサイクリン系抗菌薬に対する耐性菌は，第1世代では，βラクタマーゼのはたらきにより細菌内から抗菌薬が放出されること発現する．第2世代以降では，細菌のリボソームに結合した薬剤が結合部位から遊離させられることで生じる．

6 （　　　）テトラサイクリン系抗菌薬の効果は，PK/PDパラメーターのうちAUC/MICに相関する．免疫正常時はAUC/MIC≧25～30，免疫低下時はAUC/MIC≧100～125が指標となる．

7 （　　　）テトラサイクリン系抗菌薬は，グラム陽性菌ではブドウ球菌，肺炎球菌などに抗菌活性を示し，グラム陰性菌では髄膜炎菌，モラクセラ・カタラーリス，インフルエンザ菌，大腸菌などに抗菌活性を示す．

8 （　　　）テトラサイクリン系抗菌薬は，クラミドフィラやマイコプラズマなどの非定型菌には無効だが，ライム病，ブルセラ病などの人獣共通感染症や原虫などへの治療では重要な薬剤である．

9 （　　　）テトラサイクリン系抗菌薬の副作用として代表的なものに，胎児の骨形成不全，小児では歯の色調変化やエナメル質形成不全があるため，妊婦や授乳婦，12歳以下の小児には使用できない．

10 （　　　）テトラサイクリン系抗菌薬は，Ca，Mg，Feなどを含む薬剤と同時に服用するとキレートをつくり吸収されないため，該当する薬剤と併用する場合は服用を1～2時間程度ずらす必要がある．

11 （　　　）注射用ミノサイクリンは，クラミドフィラによる肺炎の入院治療において第一選択薬として使用される場合もあるが，経口剤の服用が可能であれば経口剤にスイッチされることがある．

12 (　　) チゲサイクリンは，ESBL 産生菌，AmpC 型βラクタマーゼ産生菌，多剤耐性アシ
ネトバクター属，多剤耐性緑膿菌 (MDRP) に抗菌活性を示す切札的な薬剤である
が，基本的な考えかたとして，他の薬剤が無効な場合に十分検討したうえで選択
すべき薬剤である．

8. 抗MRSA薬

1 総論

以下は抗MRSA薬全体の特徴を示した記述です．＿＿＿＿＿に該当する語句を記入しましょう．

1 現在，わが国で抗MRSA薬として使用できる注射剤は6剤あり，グリコペプチド系抗菌薬の❶＿＿＿＿＿＿＿およびと❷＿＿＿＿＿＿＿の2剤，アミノグリコシド系抗菌薬の❸＿＿＿＿＿＿＿，オキサゾリジノン系抗菌薬の❹＿＿＿＿＿＿＿およびび❺＿＿＿＿＿＿＿の2剤，環状リポペプチド系抗菌薬の❻＿＿＿＿＿＿＿が用いられる．

2 バンコマイシン，テイコプラニンは主に細菌の❼＿＿＿＿＿合成を阻害して抗菌作用を示す．作用は❽＿＿＿＿的で，❾＿＿＿＿依存性である．また，効果に相関するPK/PDパラメーターは❿＿＿＿＿＿＿である．

3 バンコマイシン，テイコプラニンはグラム⓫＿＿＿＿＿性菌，一部の嫌気性菌に抗菌活性を示し，グラム⓬＿＿＿＿＿性菌には無効である．抗菌活性を示すグラム⓫＿＿＿＿＿性菌に対し，細菌の増殖抑制に関連する⓭＿＿＿＿＿とよばれる効果をもつ．

4 リネゾリド，テジゾリドはリボソーム50Sサブユニットに結合し，⓮＿＿＿＿＿＿＿を阻害して抗菌作用を示す．作用は⓯＿＿＿＿的で，効果に相関するPK/PDパラメーターは⓰＿＿＿＿＿＿＿である．

5 リネゾリドは，抗菌活性を示すグラム⓱＿＿＿＿＿性菌に対し，細菌の増殖抑制に関連する⓲＿＿＿＿＿とよばれる効果をもつ．

6 ダプトマイシンは細菌の膜電極の脱分極，ならびに，DNA，RNAおよびタンパク質合成を阻害して抗菌作用を示す．作用は⓳＿＿＿＿的で⓴＿＿＿＿依存的である．効果に相関するPK/PDパラメーターは㉑＿＿＿＿＿＿＿および㉒＿＿＿＿＿＿＿である．

7 ダプトマイシンは抗菌活性を示すグラム㉓＿＿＿＿＿性菌に対し，細菌の増殖抑制に関連する㉔＿＿＿＿＿とよばれる効果をもつ．

こたえ

❶, ❷バンコマイシン/テイコプラニン　❸アルベカシン　❹, ❺リネゾリド/テジゾリド

❻ダプトマイシン　❼細胞壁　❽殺菌　❾時間　❿AUC/MIC　⓫陽　⓬陰

⓭PAE (post antibiotic effect)　⓮タンパク質合成　⓯静菌　⓰AUC/MIC　⓱陽

⓲PAE　⓳殺菌　⓴濃度　㉑, ㉒AUC/MIC　C_{max}/MIC　㉓陽　㉔PAE

2　各論

　抗菌薬の表記は多くの場合，略語で示されます．一般名の後の＿＿＿＿＿内に略語を記入しましょう．また，その抗菌薬の特徴を示した内容に関する記述について＿＿＿＿＿に該当する語句を記入しましょう．

▶▶▶ グリコペプチド系抗菌薬 ◀◀◀

一般名 バンコマイシン　　**略語** ❶＿＿＿＿＿

　バンコマイシンは代表的な抗❷＿＿＿＿＿＿＿＿薬であるが，そのほかにもアンピシリン耐性腸球菌感染症，❸＿＿＿＿＿＿＿＿感染症，コアグラーゼ陰性ブドウ球菌 (CNS) 感染症に用いられる．また，使用時には❹＿＿＿＿による投与設計・モニタリングが推奨される薬剤であり，これまでは❺＿＿＿＿値を評価し投与設計を行ってきた．しかし，2021年現在改訂作業中の「抗菌薬❹＿＿＿＿ガイドライン2021」では，治療成功および❻＿＿＿＿障害予防のためにAUCを❼＿＿＿＿＿＿＿μg×時/mLとすることを目標とする「AUC-guided dosing」が推奨される予定である（この場合❷＿＿＿＿のMIC値は1 μg/mLと想定）．

　副作用では，❽＿＿＿＿＿＿，皮疹，❾＿＿＿毒性，❿＿＿＿毒性などが知られている．このうち，❽＿＿＿＿＿＿は投与速度に関連しており，⓫＿＿＿分以上かけて投与することで予防できる．

---

❶VCM　　❷メチシリン耐性黄色ブドウ球菌 (MRSA)　　❸ペニシリン耐性肺炎球菌 (PRSP)

❹TDM　　❺トラフ　　❻腎　　❼400〜600

❽レッドネック症候群 (レッドマン症候群)　　❾，❿腎/聴器　　⓫60

一般名 テイコプラニン　　**略語** ❶＿＿＿＿＿＿＿＿＿＿＿＿＿＿

　バンコマイシンと同じグリコペプチド系抗菌薬であり，基本的にバンコマイシンに耐性を示す菌に対して有効性を示すことはない．投与時には，初日の投与量を増やし，早期に定常状態になるよう調整される．❷＿＿＿＿＿＿が低下した患者にはバンコマイシンよりも使いやすく，投与3日目までは❷＿＿＿＿＿＿正常者と同様の投与量となる．

　添付文書上の承認菌種は❸＿＿＿＿＿＿＿＿＿のみである．副作用の面では，一般的にバンコマイシンよりも有意に腎障害の発現率は低いものの，トラフ値が上昇するのに従い，❹＿＿＿＿＿障害のほか，トラフ値❺＿＿＿＿＿＿＿＿＿μg/mL以上での❻＿＿＿＿＿＿＿＿＿および❼＿＿＿＿＿＿の発現頻度増加が報告されている．

▷▷▷ アミノグリコシド系抗菌薬 ◁◁◁

一般名 アルベカシン　　**略語** ❽＿＿＿＿＿＿＿＿＿＿＿＿＿＿

　アルベカシンは抗MRSA薬のなかで唯一のアミノグリコシド系抗菌薬で，❾＿＿＿＿＿的作用を有する薬剤である．アルベカシンの抗菌スペクトルは，❿＿＿＿＿＿＿＿＿＿＿，および⓫＿＿＿＿＿を含むグラム陰性菌で，アミカシンに類似の抗菌スペクトルをもつが，保険適用上の適応症は❿＿＿＿＿＿＿＿＿＿＿感染症のみである．「抗菌薬TDMガイドライン」ではC$_{peak}$（点滴開始1時間後）は⓬＿＿＿＿＿＿＿μg/mLが推奨されている．

---

❶TEIC　　❷腎機能　　❸メチシリン耐性黄色ブドウ球菌（MRSA）　　❹肝機能
❺40〜60　　❻，❼血小板減少/腎障害　　❽ABK　　❾殺菌
❿メチシリン耐性黄色ブドウ球菌（MRSA）　　⓫緑膿菌　　⓬15〜20

▷▷▷ オキサゾリジノン系抗菌薬 ◁◁◁

一般名 リネゾリド　　**略語** ❶＿＿＿＿＿＿＿＿＿＿

　もともとは❷＿＿＿＿＿＿＿＿＿＿＿＿を原因菌とする感染症に対して使用されていたが，他の抗MRSA薬が無効な場合でも効果を示すため，抗MRSA薬として承認されている．なお，MRSA感染症に対しては，他剤が無効な場合(MRSAに対するバンコマイシンのMICが❸＿＿＿＿＿μg/mL以上である場合)などに使用すべきである．

　組織移行性から❹＿＿＿＿＿＿＿感染症，❺＿＿＿＿＿＿＿＿感染症では第一選択薬に推奨されている．腎機能低下時に投与量を調節する必要がないことや，ほかの抗MRSA薬と交差耐性がないことも大きな特徴である．

　副作用として，❻＿＿＿＿＿＿＿＿，❼＿＿＿＿＿＿＿＿＿などが報告されており，投与期間が❽＿＿＿＿日間を超えると❻＿＿＿＿＿＿＿＿の頻度が増加することが報告されている．まれに，❾＿＿＿＿＿＿＿との併用により，錯乱，せん妄，情緒不安，振戦，潮紅，発汗，超高熱などの症状を呈する❿＿＿＿＿＿＿＿が発現すると報告されている．

一般名 テジゾリド　　**略語** ⓫＿＿＿＿＿＿＿＿＿＿

　テジゾリドは，リネゾリドに次ぐオキサゾリジノン系抗菌薬として発売された．MRSAを原因菌とする⓬＿＿＿＿＿＿＿＿感染症に適応がある．抗菌活性の強さに関しては，急性細菌性⓬＿＿＿＿＿＿＿感染症への効果において，リネゾリドに対する非劣性が証明されている．また，副作用の面では，リネゾリドよりも⓭＿＿＿＿＿＿＿の発現が少ない可能性がある．現在行われている臨床試験の結果次第では，リネゾリド同様に適応が拡大される可能性がある．

---

❶LZD　❷バンコマイシン耐性腸球菌(VRE)　❸2　❹, ❺呼吸器/皮膚・軟部組織

❻血小板減少　❼貧血　❽14　❾セロトニン作動薬　❿セロトニン症候群

⓫TZD　⓬皮膚・軟部組織　⓭血小板減少

▶▶▶ 環状リポペプチド系抗菌薬 ◀◀◀

一般名 ダプトマイシン　　**略語** ❶_____

　ダプトマイシンは環状ポリペプチド系抗菌薬に分類され, 他の抗MRSA薬と異なる作用機序をもつ. 成人の❷_____, ❸_____のほか, 感染組織別では❹_____感染症において第一選択薬に推奨されている.

　ただし, ❺_____に結合し不活性化されるため, ❻_____には無効である.

　副作用の面では, ❼_____を発症するリスクがあるなど, 筋骨格筋への影響には注意が必要であるが, ❽_____機能への安全性は高い.

---

❶DAP　　❷, ❸菌血症/感染性心内膜炎　　❹皮膚・軟部組織　　❺肺サーファクタント

❻肺炎　　❼横紋筋融解症　　❽腎

3　確認問題

以下の記述の正誤を答えてください．誤っているものは，該当する部分を修正しましょう．

1　(　　) バンコマイシン，テイコプラニンは，グリコペプチド系抗菌薬に分類され，細菌の細胞壁合成を阻害して抗菌作用を示す．

2　(　　) バンコマイシン，テイコプラニンは，殺菌的に作用する．

3　(　　) バンコマイシン，テイコプラニンはグラム陰性菌に対してPAE (post antibiotic effect) とよばれる効果をもつ．

4　(　　) バンコマイシン，テイコプラニンは，投与速度が速いとレッドネック症候群を引き起こす．

5　(　　) バンコマイシン，テイコプラニンは，腎機能にあわせて投与量調節が必要である．

6　(　　) バンコマイシンはテイコプラニンより腎障害発現率が低い．

7　(　　) バンコマイシンの効果に関連するPK/PDパラメーターはAUC/MICであり，目標値は400〜600とされている．

8　(　　) アルベカシンはアミノグリコシド系抗菌薬のなかで唯一メチシリン耐性黄色ブドウ球菌 (MRSA) に使用できる．

9　(　　) アルベカシンの使用時にはTDMによる投与設計・モニタリングが推奨されており，C_{peak} (点滴開始1時間後) とトラフ値を測定することが望ましい．

10　(　　) リネゾリド，テジゾリドは，オキサゾリジノン系抗菌薬に分類される．

11　(　　) リネゾリド，テジゾリドは，細菌の細胞壁合成を阻害して抗菌作用を示す．

12　(　　) リネゾリドはグラム陽性菌に対してPAE (post antibiotic effect) とよばれる効果をもつ．

13　(　　) テジゾリドはリネゾリド同様，通常1日2回投与である．

14　(　　) リネゾリドは組織移行性から，呼吸器感染症，皮膚・軟部組織感染症では第一選択薬に推奨されている．

15　(　　) リネゾリドは腎機能により投与量調節が必要である．

16　(　　) テジゾリドはリネゾリドよりも血小板減少の発現リスクが低い可能性がある．

17　(　　) ダプトマイシンは環状リポペプチド系抗菌薬に分類される．

18　(　　) ダプトマイシンは細菌の膜電極の脱分極，ならびにDNA，RNAおよびタンパク質の合成を阻害して抗菌作用を示す．

19　(　　) ダプトマイシンは静菌的で時間依存的に作用を示す．

20 (　　) ダプトマイシンは，菌血症，感染性心内膜炎，皮膚・軟部組織感染症，呼吸器感染症において第一選択薬である．

21 (　　) ダプトマイシンの副作用では，横紋筋融解症など筋骨格筋への影響に注意が必要である．

こたえ

1：○

2：○

3：✕（グラム陽性菌に対してPAEをもつ．グラム陰性菌には無効である）

4：○

5：○

6：✕（テイコプラニンの方が有意に低く，より高いトラフ値の設定が可能）

7：○

8：○

9：○

10：○

11：✕（リボソーム50Sサブユニットに結合し，タンパク質合成を阻害する）

12：○

13：✕（半減期が長く1日1回投与である）

14：○

15：✕（基本的には投与量調節は不要である．しかし腎機能低下例では主要代謝物のAUCが上昇するとの報告や，腎機能の低下と血小板減少の発現頻度に相関関係があるとの報告があり，高度腎機能低下患者には用量調節が必要かもしれない）

16：○

17：○

18：○

19：✕（殺菌的，濃度依存的な作用をもつ）

20：✕（肺サーファクタントに結合し不活性化されるため，肺炎には適応がない）

21：○

4　処方監査①

次の処方箋を確認し，変更および問い合わせが必要ないかを検討しましょう.

処　方

1) ビーフリード®輸液 1000 mL

末梢持続点滴・本体　1日2回（点滴時間12時間）

2) バンコマイシン点滴静注用 0.5 g　1回2バイアル

生理食塩液 100 mL　1回1本

末梢側管　1日1回（点滴時間30分）

▷▷▷　**患者情報, 身体所見**　◁◁◁

年齢　60歳, **性別**　男性

身長　168 cm, **体重**　70 kg

アレルギー歴　なし

診断名　菌血症

▷▷▷　**併用薬**　◁◁◁

なし

▷▷▷　**検査値**　◁◁◁

WBC　$130\times10^2/\mu$L, **RBC**　$453\times10^4/\mu$L, **Plt**　$17\times10^4/\mu$L, **好中球**　77 %, **Hb**　12 g/dL,

ALT　45 U/L, **AST**　28 U/L, **Scr**　1.0 mg/dL, **eGFR**　59 mL/分/1.73 m^2

血液培養　*Staphylococcus aureus*（MRSA）

Answer

　副作用対策として，バンコマイシンは60分以上かけて点滴静注する必要があるため，
投与方法について処方医に問い合わせが必要です．

▷▷▷ 解説 ◁◁◁

　バンコマイシンの投与速度が速いと，ヒスタミンが遊離されて，レッドネック症候群（顔，
頸，躯幹の紅斑性充血，そう痒など）のほか，血圧低下などの副作用が発現する可能性があ
るため，60分以上かけて投与する必要があります．

▷▷▷ ワンポイントアドバイス ◁◁◁

　バンコマイシンは，有効性・安全性の面より，TDMが必要な薬剤です．薬剤師の介入が
必須となりますので，特徴や扱い方をしっかり押さえておきましょう．ちなみに，1回あた
りの投与量が1g（力価）を超える場合は500mgあたり30分以上をめやすに投与時間を延長
します．

　また，eGFR〔mL/分/1.73 m²〕が80以上であれば，初日から高い血中濃度を得るために負
荷投与を実施します．一方，30未満であればバンコマイシンの使用は推奨されません．ま
た，MRSAに対するバンコマイシンのMICが2 μg/mLを超える場合は効果が期待できない
可能性があるため，他剤への変更を考慮する必要があります．

文献

1）公益社団法人日本化学療法学会・一般社団法人日本TDM学会 編：抗菌薬TDMガイドライン改訂版，
　2016年6月発行．

5　処方監査②

次の処方箋を確認し，変更および問い合わせが必要ないかを検討しましょう．

処　方

1) ダプトマイシン（キュビシン®）静注用 350 mg　1回1バイアル
2) 5%ブドウ糖注 100 mL　1回1本

末梢点滴　1日1回（点滴時間60分）

▷▷▷ 患者情報，身体所見 ◁◁◁

年齢　67歳，**性別**　男性

身長　160 cm，**体重**　60 kg

アレルギー歴　なし

診断名　敗血症

▷▷▷ 併用薬 ◁◁◁

・ピオグリタゾン錠 15 mg　1回1錠　1日1回（朝食後）
・ボグリボースOD錠 0.3 mg　1回1錠　1日3回（毎食直前）

▷▷▷ 検査値 ◁◁◁

WBC　$157×10^2/\mu$L，**RBC**　$321×10^4/\mu$L，**Plt**　$16×10^4/\mu$L，**好中球**　76 %，**Hb**　13 g/dL，**ALT**　28 U/L，**AST**　37 U/L，**Scr**　0.8 mg/dL，**eGFR**　74 mL/分/1.73 m^2

血液培養　*Staphylococcus aureus*（MRSA）

Ⓐnswer

　ダプトマイシンを点滴静注する場合は生理食塩水で希釈し，30分かけて投与するため，投与方法について処方医に問い合わせが必要です．

▶▶▶ **解説** ◀◀◀

　ダプトマイシンの投与方法には，30分かけて点滴静注，または緩徐に静脈内注射の2通りあります．1バイアルあたり7 mLの生理食塩液でゆっくり溶解し，50 mg/mLの溶液を作成後，静脈内注射用であればこれをそのまま使用します．点滴静注用であれば，さらに生理食塩液に希釈して使用します．

　配合変化には特に注意が必要で，「ブドウ糖を含む希釈液とは配合不適である」とされているほか，「他の薬剤を同一の輸液ラインから連続注入する場合には，配合変化を起こさない輸液（生理食塩液または乳酸リンゲル液）を投与前後に輸液ライン内に流すこと」と添付文書に明記されています．

▶▶▶ **ワンポイントアドバイス** ◀◀◀

　ダプトマイシンの用量は適応により異なります．敗血症，感染性心内膜炎には1日1回6 mg/kg，深在性皮膚感染症，外傷・熱傷および手術創などの二次感染，びらん・潰瘍の二次感染には1日1回4 mg/kgを用います．また，クレアチニンクリアランス〔mL/分〕が30未満の患者に対しては，それぞれ48時間ごとの投与となる旨も押さえておきましょう．

　副作用では特に，クレアチンキナーゼ（CK）値の上昇に注意が必要です．HMG-CoA還元酵素阻害剤を併用している場合，CKが上昇するおそれがあることから，本剤投与中はこれらの薬剤の休薬を考慮することとされています．

9. その他の抗菌薬

1 総論

　以下は，モノバクタム系抗菌薬，ホスホマイシン系抗菌薬，ST合剤，リンコマイシン系抗菌薬，メトロニダゾール，ポリペプチド系抗菌薬全体の特徴を示した記述です．＿＿＿＿＿に該当する語句を記載しましょう．

▶▶▶ モノバクタム系抗菌薬 ◀◀◀

1. モノバクタム系抗菌薬は構造に❶＿＿＿＿＿＿＿をもち，❷＿＿＿＿＿＿系抗菌薬に分類される．

2. 細菌のペニシリン結合タンパク質 (PBP) のうち，特に❸＿＿＿＿＿に高い結合親和性を有し，細菌の❹＿＿＿＿＿の合成を阻害する．

3. 作用は❺＿＿＿＿的で，❻＿＿＿＿＿依存性に作用を示す．薬効と相関するPK/PDパラメーターは❼＿＿＿＿＿＿＿であり，❽＿＿＿＿＿＿＿以上では増殖抑制効果が得られ，❾＿＿＿＿＿＿以上では最大殺菌作用が得られる．

4. ❿＿＿＿＿を含むグラム⓫＿＿＿＿性菌にのみ抗菌活性を有し，グラム⓬＿＿＿＿性菌には抗菌活性を示さない．

5. 副作用は肝障害や⓭＿＿＿＿＿＿＿＿が大部分である．

6. 添付文書上では「ペニシリン系又はセフェム系薬剤に対し過敏症の既往歴のある患者」に対して慎重投与となっているが，他の⓮＿＿＿＿＿＿系抗菌薬と⓯＿＿＿＿アレルギーはなく，ペニシリン系抗菌薬，セフェム系抗菌薬にアレルギーがある場合でも使用できると考えられている．ただし，構造内に共通する⓰＿＿＿＿をもつ抗菌薬である⓱＿＿＿＿＿＿＿にアレルギーの既往がある場合には使用を避ける．

7. βラクタマーゼのうち，ペニシリナーゼや⓲＿＿＿＿＿＿＿＿＿などには安定であるが，⓳＿＿＿＿＿＿産生菌には無効である．

▶▶▶ ホスホマイシン系抗菌薬 ◀◀◀

1. ホスホマイシンはカルシウム塩が経口剤，ナトリウム塩が注射剤として使用される．また，ホスホマイシンは非常に単純かつ独特な構造をもち，他に類似の構造をもつ抗菌薬は ⑳_____ ．

2. ホスホマイシンは，細菌の細胞壁の ㉑_____ 合成を阻害することにより抗菌活性を示す．

3. 注射用ホスホマイシンの適応菌種は，ブドウ球菌属，大腸菌，㉒_____ 属，プロテウス属，モルガネラ・モルガニー，プロビデンシア・レットゲリ，㉓_____ である．

4. 細菌がホスホマイシンに耐性を獲得する機序には，菌体内への薬剤の取り込みに関与する ㉔_____ 系の変異による作用点への到達阻害，作用点の変異によるものがある．

5. 単純な構造のため，副作用として ㉕_____ が生じるリスクは低い．

6. 特殊な構造のため，他の抗菌薬との ㉖_____ が少ない．

7. セフェム系抗菌薬やニューキノロン系抗菌薬などとの併用で ㉗_____ 効果が得られる．

▶▶▶ ST合剤 ◀◀◀

1. ST合剤は ㉘_____ と ㉙_____ の合剤である．

2. ST合剤は，2剤それぞれが細菌の ㉚_____ 経路を阻害し抗菌活性を示す．

3. 注射用ST合剤はグラム陽性菌から陰性菌まで幅広い抗菌活性を示すが，添付文書上の適応は ㉛_____ による ㉜_____ のみである．

こたえ

❶βラクタム環　❷βラクタム　❸PBP3　❹細胞壁　❺殺菌　❻時間　❼%T>MIC
❽30%　❾40～50%　❿緑膿菌　⓫陰　⓬陽　⓭消化器症状　⓮βラクタム　⓯交差
⓰側鎖　⓱セフタジジム　⓲セファロスポリナーゼ　⓳基質特異性拡張型βラクタマーゼ(ESBL)
⓴存在しない　㉑ペプチドグリカン　㉒セラチア　㉓緑膿菌　㉔能動輸送　㉕アレルギー
㉖交差耐性　㉗相乗　㉘,㉙スルファメトキサゾール/トリメトプリム　㉚葉酸合成
㉛ニューモシスチス・カリニ　㉜カリニ肺炎

▶▶▶ リンコマイシン系抗菌薬 ◀◀◀

① リンコマイシン系抗菌薬には❶＿＿＿＿＿＿＿＿と❷＿＿＿＿＿＿＿＿＿があるが，多くの施設で❷＿＿＿＿＿＿＿のみが使用されている.

② リンコマイシン系抗菌薬は，細菌の❸＿＿＿＿＿＿＿＿に作用し，タンパク質合成を阻害することで抗菌活性を示す.

③ リンコマイシン系抗菌薬は❹＿＿＿＿依存性に作用する抗菌薬であり，薬効と相関するPK/PDパラメーターである❺＿＿＿＿＿＿＿の目標値は❻＿＿＿＿＿＿＿＿である.

④ ❼＿＿＿＿＿＿＿＿属，❽＿＿＿＿＿＿＿属などの嫌気性菌に有効なイメージが強いが，好気性グラム陽性菌の❾＿＿＿＿＿＿属，❿＿＿＿＿＿＿＿属，肺炎球菌に対しても抗菌活性を示す.

⑤ 経口薬，注射薬ともに頻度の高い副作用は⓫＿＿＿＿＿だが，⓬＿＿＿＿＿＿による偽膜性腸炎などの⓭＿＿＿＿＿＿＿には十分に注意し，疑われた場合にはただちに投与を中止する必要がある.

⑥ クリンダマイシンは⓮＿＿＿＿＿＿＿やブドウ球菌などの⓯＿＿＿＿＿＿＿を抑制する効果を持っている.

⑦ ⓰＿＿＿＿＿＿＿はクリンダマイシンよりも細菌の⓱＿＿＿＿＿＿＿への親和性が高く，併用するとクリンダマイシンの効果が現れない可能性があるため，併用禁忌となっている.

▶▶▶ メトロニダゾール ◀◀◀

① メトロニダゾールは構造の一部が⓲＿＿＿＿されて発生する⓳＿＿＿＿＿＿＿により細菌のDNAが切断され，らせん構造の不安定化を招くことで，抗菌・抗原虫作用を示す.

② メトロニダゾールは，⓴＿＿＿＿＿＿＿感染による抗菌薬関連下痢症・腸炎のほか，バクテロイデス属などの㉑＿＿＿＿菌感染症，㉒＿＿＿＿＿＿＿＿などに使用される.

③ 経口薬の生物学的利用能(バイオアベイラビリティ)は約㉓＿＿＿＿＿＿％で，注射薬と同程度の血中濃度が得られる.

④ 副作用は消化器症状が最も多いが，まれに中枢神経・末梢神経系の副作用を引き起こすことがあり，㉔＿＿＿＿＿＿＿などに注意する必要がある.

▶▶▶ ポリペプチド系抗菌薬 ◀◀◀

1. ポリペプチド系抗菌薬としては㉕＿＿＿＿＿＿のみが販売されており，適応菌種では，㉖＿＿＿＿＿に対する切り札となる薬剤である．

2. グラム陰性菌の㉗＿＿＿＿＿に結合し，細菌外膜に存在するカルシウム・マグネシウムを置換することで抗菌活性を示す．また，その作用は㉘＿＿＿的である．

3. 薬効と相関するPK/PDパラメーターに関するデータは乏しいが，㉙＿＿＿依存性の薬剤と考えられており，関連するPK/PDパラメーターは㉚＿＿＿＿とされている．

4. 添付文書の適応菌種は，大腸菌，シトロバクター属，クレブシエラ属，エンテロバクター属，㉛＿＿＿＿，㉜＿＿＿＿＿属であるが，他の抗菌薬に耐性を示した菌株にのみに使用される．

5. 副作用にはさまざまなものがあるが，㉝＿＿＿＿＿，㉞＿＿＿＿＿，無呼吸，㉟＿＿＿＿＿などに注意が必要である．

❶リンコマイシン　❷クリンダマイシン　❸リボソーム50Sサブユニット　❹時間
❺%＞MIC　❻≧50～60%　❼，❽バクテロイデス/ペプトストレプトコッカス
❾，❿ブドウ球菌/レンサ球菌　⓫下痢　⓬Clostridium difficile
⓭抗菌薬関連下痢症・腸炎　⓮A群溶連菌　⓯毒素産生　⓰エリスロマイシン
⓱リボソーム50Sサブユニット　⓲還元　⓳フリーラジカル（ヒドロキシラジカル）
⓴Clostridium difficile　㉑嫌気性　㉒赤痢アメーバ　㉓100
㉔末梢性ニューロパシー　㉕コリスチン　㉖多剤耐性グラム陰性菌
㉗リポポリサッカライド　㉘殺菌　㉙濃度　㉚C_{max}/MIC　㉛緑膿菌
㉜アシネトバクター　㉝，㉞，㉟腎機能障害/呼吸窮迫/偽膜性腸炎

2　各論

　抗菌薬の表記は多くの場合，略語で示されます．一般名の後の＿＿＿＿＿内に略語を記入しましょう．また，その抗菌薬の特徴を示した内容に関する記述について＿＿＿＿＿に該当する語句を記入しましょう．

▶▶▶ モノバクタム系抗菌薬 ◀◀◀

一般名 アズトレオナム　　**略語** ❶＿＿＿＿＿＿＿＿＿＿＿

　モノバクタム系抗菌薬は構造内に❷＿＿＿＿＿＿＿をもつ❸＿＿＿＿＿＿系抗菌薬の一種で，ペニシリン系抗菌薬などと同様に，細菌の❹＿＿＿＿＿＿＿に作用して❺＿＿＿＿合成を阻害することで殺菌作用を示す．しかし，グラム❻＿＿＿＿性菌の❹＿＿＿＿＿＿＿にしか作用しないため，抗菌活性を示すのはグラム❻＿＿＿＿性菌に対してのみある．

　また，耐性に関わる細菌酵素❼＿＿＿＿＿＿とは構造上の❽＿＿＿＿が悪いために作用を受けにくい特徴をもち，❼＿＿＿＿＿＿のうち，❾＿＿＿＿＿や❿＿＿＿＿＿などでは分解されない．しかし，⓫＿＿＿＿＿＿には分解されるため，⓫＿＿＿＿＿＿産生菌の多い施設では使用しにくくなる．

　ほかの❷＿＿＿＿＿系抗菌薬と⓬＿＿＿＿＿＿が少ないことも非常に大きな特徴で，ペニシリン系抗菌薬，セフェム系抗菌薬，カルバペネム系抗菌薬などにアレルギー既往のある患者に対しても安全に使用できる．ただし，アズトレオナムはセフェム系抗菌薬の⓭＿＿＿＿＿＿と構造上の側鎖が同じであるために，⓭＿＿＿＿＿にアレルギーのある患者への投与は控えたほうがよい．

　臨床では基本的に，起炎菌不明の場合の⓮＿＿＿＿＿＿や，ペニシリン，セフェム系抗菌薬などが使用できる症例でアズトレオナムが優先的に使用されることはない．アズトレオナムの用途で押さえておきたいのは，感染症の適応よりも⓯＿＿＿＿＿＿抗菌薬やアミノグリコシド系抗菌薬の補充薬や代替薬という位置づけである．

---

❶AZT　　❷βラクタム　　❸βラクタム環　　❹ペニシリン結合タンパク質 (PBP)

❺細胞壁　　❻陰　　❼βラクタマーゼ　　❽親和性

❾，❿ペニシリナーゼ/セファロスポリナーゼ　　⓫基質特異性拡張型βラクタマーゼ (ESBL)

⓬交差アレルギー　　⓭セフタジジム　　⓮エンピリックセラピー　　⓯βラクタム系

▶▶▶ ホスホマイシン系抗菌薬 ◀◀◀

一般名 ホスホマイシンナトリウム　　　**略語** ❶＿＿＿＿＿＿＿＿＿

　ホスホマイシンの注射剤は経口剤と異なり，感染組織別では，❷＿＿＿＿＿感染症に対する適応をもたないことは覚えておかなければならない．逆に，ホスホマイシンの注射剤のみに❸＿＿＿＿＿感染症への適応がある．

　抗菌スペクトルで特徴的な点として，多剤耐性菌に対してスルバクタム・セフォペラゾンやアルベカシン，バンコマイシンなどとの併用で❹＿＿＿＿＿効果が得られるために，これらの感染症に使用されることがある．また，微生物の集合体である❺＿＿＿＿＿の破壊作用や，❻＿＿＿＿＿＿＿＿作用などの効果も期待される

▶▶▶ ST合剤 ◀◀◀

一般名 スルファメトキサゾール・トリメトプリム　　　**略語** ❼＿＿＿＿＿＿＿＿

　スルファメトキサゾール・トリメトプリム注射1アンプル（5 mL）のなかにスルファメトキサゾール❽＿＿＿＿＿mg，トリメトプリム❾＿＿＿＿＿mg（S：T＝5：1）が含まれており，1アンプルは錠剤❿＿＿＿＿錠，顆粒⓫＿＿＿＿＿gと同じ含有量になる．経口剤のスルファメトキサゾール・トリメトプリムは⓬＿＿＿＿＿＿＿＿＿が高いため，臨床上で注射剤が使用される場面は，より重症例に限られてくる．重症例での使用といっても，成人であれば1日⓭＿＿＿＿＿アンプル（つまり⓮＿＿＿＿＿mL）以上使用するため，⓯＿＿＿＿＿＿＿＿＿のある患者では経口剤を使用する場合もある．保険上の適用は⓰＿＿＿＿＿＿＿＿＿＿の治療のみである．

---

❶FOM　　❷腸管　　❸呼吸器　　❹相乗　　❺バイオフィルム　　❻形成阻害　　❼ST
❽400　　❾80　　❿1　　⓫1　　⓬生物学的利用能（バイオアベイラビリティ）
⓭10　　⓮50　　⓯水分制限　　⓰ニューモシスチス肺炎

▷▷▷ リンコマイシン系抗菌薬 ◁◁◁

一般名 クリンダマイシン　　**略語** ❶

　クリンダマイシンの注射剤は❷　　　菌に対して優れた効果をもつため，臨床上では，❸　　　　　　　　系抗菌薬や❹　　　　　　　　系抗菌薬と併用されることが多い．対象となる❷　　　菌には，❺　　　　　　属のほか，❻　　　　　　　　　属，❼　　　　　　　属があるが，これらの❷　　　菌はどの組織に存在しているかが適正使用の判断において重要になる．たとえば，クリンダマイシン耐性菌の増加が問題になっている❺　　　　　　　　属は口腔内にはあまり存在しない．よって，クリンダマイシン耐性の❺　　　　　　　　属が増加している地域でも，誤嚥性肺炎へのクリンダマイシンは有効である．

　また，❷　　　菌治療の目的でのクリンダマイシンと❽　　　　　　　系抗菌薬の併用はルーチンに行うべきではない．❽　　　　　　　系抗菌薬は❷　　　菌に十分な抗菌力をもつため，クリンダマイシンの併用は無意味なだけでなく，腸管内常在細菌叢に影響し❾　　　　　　　発症のリスクが生じる．「❽　　　　　　　系抗菌薬＋クリンダマイシン」という併用法は，❿　　　　　　　　　を起因として，高熱，低血圧，多臓器不全などの致死的な状態を引き起こす⓫　　　　　　　　　を呈した患者で，原因菌が不明ならば選択される可能性はあるが，原因菌が特定されればすみやかに薬剤を変更すべきである．

　臨床では，前述した❿　　　　　　　などの治療でカルバペネム系抗菌薬と併用して第一選択薬として使用されるが，それ以外では他剤より優先して使用される場面は少なく，アレルギーによってβラクタム系抗菌薬が使用できない場合の代替薬や，βラクタマーゼ産生の❷　　　菌が増加している疾患などで使用される．

---

❶CLDM　　❷嫌気性　　❸，❹ペニシリン/セフェム　　❺バクテロイデス

❻，❼プレボテラ/ペプトストレプトコッカス　　❽カルバペネム

❾抗菌薬関連下痢症・腸炎　　❿壊死性筋膜炎　　⓫トキシックショック症候群（TSS）

▶▶▶ メトロニダゾール ◀◀◀

一般名 メトロニダゾール　　**略語** ❶＿＿＿＿＿＿＿＿＿＿

　メトロニダゾールは特徴的な構造をもち，小さな分子であるために❷＿＿＿＿＿的に拡散
し，細菌内部に入る．細菌内部でメトロニダゾールの構造内の❸＿＿＿＿＿＿＿＿が還元
されると❹＿＿＿＿＿＿＿＿＿＿が発生し，細菌のDNAを切断・破壊して抗菌活性を示す．
この❸＿＿＿＿＿＿を還元するタンパク質は，❺＿＿＿＿＿菌もしくは❻＿＿＿＿＿菌し
かもっていないため，メトロニダゾールはこれらの細菌に対してのみ抗菌活性を示す．

　1961年以来，メトロニダゾールは日本では経口剤のみが販売されていたが，2014年に
❺＿＿＿＿＿菌感染症，感染性腸炎（偽膜性人腸炎を含む），❼＿＿＿＿＿＿＿＿を適応症
として注射剤が発売された．経口剤でも生物学的利用能（バイオアベイラビリティ）の高い
薬剤ではあるが，注射剤は経口剤に比べてより多くの薬剤量を投与できる点で有効性が高
い．

▶▶▶ ポリペプチド系抗菌薬 ◀◀◀

一般名 コリスチン　　**略語** ❽＿＿＿＿＿＿＿＿＿＿

　コリスチンは，他の抗菌薬で効果が期待できないことから臨床上で大きな問題となってい
る，多剤耐性❾＿＿＿＿＿＿＿，多剤耐性❿＿＿＿＿＿＿＿＿属，ニューデリー・メ
タロβラクタマーゼ1（NDM-1）産生菌などの多剤耐性グラム陰性桿菌による院内感染症に
対して，海外では標準的な教科書や診療ガイドラインで使用が推奨されている薬剤である．
日本では2015年に再承認された．

　コリスチンは⓫＿＿＿＿＿依存的，かつ強力な短時間殺菌作用が特徴である．もともとは
❾＿＿＿＿＿，❿＿＿＿＿＿＿＿＿属などのグラム陰性菌に対する抗菌薬として開発され，
これらに強い抗菌活性を有する．しかし，⓬＿＿＿＿＿＿＿属，プロテウス属，プロビ
デンシア属などには自然耐性を示し，抗菌活性は期待できない．加えて，グラム陽性菌，
⓭＿＿＿＿＿菌に対しても自然耐性であり無効である．

　治療対象となる疾患は添付文書上では「各種感染症」となっており，感染症専門医などの
指示のもと，適正使用が求められる．

---

❶MNZ　　❷受動　　❸ニトロ基　　❹フリーラジカル（ヒドロキシラジカル）　　❺嫌気性

❻微好気性　　❼アメーバ赤痢　　❽CL　　❾緑膿菌　　❿アシネトバクター　　⓫濃度

⓬セラチア　　⓭嫌気性

3 確認問題

以下の記述の正誤を答えてください．誤っているものは，該当する部分を修正しましょう．

▶▶▶ モノバクタム系抗菌薬 ◀◀◀

1 （　　）モノバクタム系抗菌薬は構造に 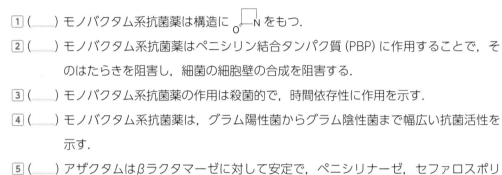 をもつ．

2 （　　）モノバクタム系抗菌薬はペニシリン結合タンパク質 (PBP) に作用することで，そのはたらきを阻害し，細菌の細胞壁の合成を阻害する．

3 （　　）モノバクタム系抗菌薬の作用は殺菌的で，時間依存性に作用を示す．

4 （　　）モノバクタム系抗菌薬は，グラム陽性菌からグラム陰性菌まで幅広い抗菌活性を示す．

5 （　　）アザクタムはβラクタマーゼに対して安定で，ペニシリナーゼ，セファロスポリナーゼ産生菌や基質特異性拡張型βラクタマーゼ (ESBL) 産生菌に対しても使用することができる．

こたえ

1：○

2：○

3：○

4：×（グラム陰性菌のみに抗菌活性を示す）

5：×（ESBL産生菌に対しては使用できない）

4 処方監査①

次の処方箋を確認し，変更および問い合わせが必要ないかを検討しましょう.

処方

1) 酢酸リンゲル液（ソリューゲン®F）500 mL　1回1袋

末梢持続点滴・本体　1日1回（点滴時間8時間）

2) クリンダマイシン（ダラシン®S）注射液 600 mg　1回1アンプル
　生理食塩液 50 mL　1回1本

末梢側管　1日1回（点滴時間30分）

▷▷▷ 患者情報，身体所見 ◁◁◁

年齢　55歳，**性別**　女性

身長　166 cm，**体重**　49 kg

アレルギー歴　セフェム系

診断名　乳がん（乳がん手術のための入院）

▷▷▷ 持参薬 ◁◁◁

なし

▷▷▷ 検査値 ◁◁◁

WBC　$60×10^2/\mu$L，**RBC**　$354×10^4/\mu$L，**Plt**　$14×10^4/\mu$L，**好中球**　55 %，**Hb**　13 g/dL，
ALT　29 U/L，**AST**　27 U/L，**Scr**　0.6 mg/dL，**eGFR**　79 mL/分/1.73 m^2

> **Answer**
>
> 　クリンダマイシンの希釈液は100〜250 mLとされているため，希釈方法について処方医に問い合わせが必要です．

▶▶▶ 解説 ◀◀◀

　この症例では，セフェム系抗菌薬でアレルギー歴がある患者へ，セファゾリンの代替薬としてクリンダマイシンを使用しています．セフェム系抗菌薬にアレルギーをもつ患者へのクリンダマイシンの使用は問題ありませんが，本処方では希釈量が問題です．添付文書では「本剤300〜600 mg（力価）あたり100〜250 mLの日局5％ブドウ糖注射液，日局生理食塩液又はアミノ酸製剤等の補液に溶解」することとされています．

▶▶▶ ワンポイントアドバイス ◀◀◀

　投与時間についても注意が必要で，30分〜1時間かけて点滴静注することとされています．急速静注は，心停止を来すおそれがあるため，不可となります．

　乳腺手術後の二次感染のような，黄色ブドウ球菌やレンサ球菌をターゲットにした抗菌薬処方では，セファゾリンが使用されることが多いですが，患者にβラクタム系抗菌薬アレルギーがある場合は，本症例のようにクリンダマイシンやバンコマイシンが推奨されています．

文献

1）日本化学療法学会・日本外科感染症学会　術後感染予防抗菌薬適正使用に関するガイドライン作成委員会編：術後感染予防抗菌薬適正使用のための実践ガイドライン，2016.

5 処方監査②

次の処方箋を確認し，変更および問い合わせが必要ないかを検討しましょう．

処 方

1) メトロニダゾール（アネメトロ®）点滴静注液 500 mg　1回1バイアル

　　　　　　　　　　　　　　　　　　　　　末梢点滴　1日1回（点滴時間30分）

▶▶▶ 患者情報，身体所見 ◀◀◀

年齢　50歳，**性別**　男性

身長　167 cm，**体重**　64 kg

アレルギー歴　なし

診断名　*Clostridium difficile* 感染症（CDI）

▶▶▶ 併用薬 ◀◀◀

・ロキソプロフェン 60 mg　1回1錠　疼痛時

・ラベプラゾール 10 mg　1回1錠　1日1回（朝食後）

▶▶▶ 検査値 ◀◀◀

WBC　$90 \times 10^2/\mu$L, **RBC**　$344 \times 10^4/\mu$L, **Plt**　$42 \times 10^4/\mu$L, **好中球**　68 %, **Hb**　15 g/dL,
ALT　33 U/L, **AST**　37 U/L, **Scr**　1.2 mg/dL, **eGFR**　51 mL/分/1.73 m^2

便培養　*Clostridium difficile*, トキシン（＋）

Answer

メトロニダゾールの通常投与回数は1日3回のため，処方医に問い合わせが必要です.

▷▷▷ **解説** ◁◁◁

　メトロニダゾールは主に肝代謝であり，重度の腎機能異常患者〔クレアチニンクリアランス（Ccr）が10未満〕を除いて用量調節は不要です. したがって，本症例では1回500 mgを1日3回投与となります. また，*Clostridium difficile*感染症（CDI）に対する投与期間は10日間です.

▷▷▷ **ワンポイントアドバイス** ◁◁◁

　非重症の抗菌薬関連下痢症・腸炎と判断された場合は，メトロニダゾールの経口投与または点滴静注が推奨されています. なお，リスク因子として抗菌薬使用があげられており，可能な限り現行の抗菌薬は中止する事が重要となります. また，非ステロイド性消炎鎮痛薬（NSAIDs）やプロトンポンプ阻害薬（PPI）の使用もCDIのリスク因子としてあげられます. あわせて，メトロニダゾール量で1,500 mg/日以上の投与や10日間を超える症例では，中枢・末梢神経障害の副作用に注意が必要となる点も把握しておきましょう.

文献

1）日本化学療法学会・日本感染症学会 CDI診療ガイドライン作成委員会 編：*Clostridioides*（*Clostridium*）*difficile*感染症診療ガイドライン, 2018.（日本化学療法学会雑誌, 66（6）：645-690, 2018.）
2）日本感染症学会・日本化学療法学会 JAID/JSC感染症治療ガイド・ガイドライン作成委員会：JAID/JSC感染症治療ガイド2019, ライフサイエンス出版, 2019.

10. 抗真菌薬

1 総論

以下は抗真菌薬全体の特徴を示した記述です. _____ に該当する語句を記入しましょう.

1 注射薬の抗真菌薬として，アゾール系抗真菌薬に属する❶_____ 系真菌薬のほか，古くから臨床使用されてきた❷_____ 系真菌薬，2000年代以降に実用化された❸_____ 系真菌薬の3系統が主に使用される.

2 抗真菌薬が使用される真菌種は主に，❹_____ 属, ❺_____ 属, ❻_____ 属である.

3 ❶_____ 系抗真菌薬は真菌の❼_____ を構成する❽_____ の合成を阻害して❾_____ 的な抗真菌作用を示す.

4 ❶_____ 系抗真菌薬の注射剤には，❿_____, ⓫_____, ⓬_____, ⓭_____, ⓮_____ の5種類がある.

5 ❶_____ 系抗真菌薬の効果と相関すると考えられているPK/PDパラメーターは⓯_____ である.

6 ❶_____ 系抗真菌薬に属する5剤は，真菌に対するスペクトル・感受性が⓰_____.

7 ❷_____ 系抗真菌薬は真菌の⓱_____ を構成する⓲_____ に直接作用し，⓱_____ に穴を開けることで⓳_____ 的な抗真菌作用を示す.

8 ❷_____ 系抗真菌薬には，⓴_____ と㉑_____ の2種類がある.

9 ❷_____ 系抗真菌薬の効果と相関すると考えられているPK/PDパラメーターは㉒_____ である.

10 ❸_____ 系抗真菌薬は真菌の㉓_____ を構成する㉔_____ の合成を阻害して㉕_____ 的な抗真菌作用を示す.

11 ❸_____ 系抗真菌薬には，㉖_____, ㉗_____ の2種類がある.

[12] ❸＿＿＿＿＿＿＿系抗真菌薬の効果と相関すると考えられているPK/PDパラメーターは㉒＿＿＿＿＿＿＿である.

[13] ❸＿＿＿＿＿＿＿系抗真菌薬は㉙＿＿＿＿＿＿＿属と㉚＿＿＿＿＿＿＿属に強い抗菌活性を示すが，㉛＿＿＿＿＿＿＿属などには無効である.

こたえ

❶トリアゾール　　❷ポリエンマクロライド　　❸キャンディン

❹〜❻アスペルギルス/カンジダ/クリプトコックス　　❼細胞膜　　❽エルゴステロール　　❾静菌

❿〜⓮フルコナゾール/ホスフルコナゾール/イトラコナゾール/ボリコナゾール/ポサコナゾール

⓯AUC/MIC　　⓰異なる　　⓱細胞膜　　⓲エルゴステロール　　⓳殺菌

⑳，㉑アムホテリシンB/アムホテリシンBリポソーム製剤　　㉒C_{max}/MIC　　㉓細胞壁

㉔β-D-グルカン　　㉕殺菌　　㉖，㉗ミカファンギン/カスポファンギン　　㉘C_{max}/MIC

㉙，㉚アスペルギルス/カンジダ　　㉛クリプトコックス

2 各論

　抗菌薬の表記は多くの場合，略語で示されます．一般名の後の＿＿＿＿＿内に略語を記入しましょう．また，その抗菌薬の特徴を示した内容に関する記述について＿＿＿＿＿に該当する語句を記入しましょう．

▷▷▷ **トリアゾール系抗真菌薬** ◁◁◁

一般名 フルコナゾール　　**略語** ❶＿＿＿＿＿

　フルコナゾールは水溶性が高く，組織移行性に優れ，❷＿＿＿＿＿にも良好に移行する．皮膚・腸管などに常在する❸＿＿＿＿＿＿属や，鳥の糞に汚染された土壌から分離されることで知られる❹＿＿＿＿＿＿属に抗菌活性を示す．そのため，感染症のなかでも❺＿＿＿＿＿や，❻＿＿＿＿＿＿に有効である．一方で，同じ❸＿＿＿＿＿＿属であっても，❼＿＿＿＿＿＿には有効だが，無効な真菌種もあるため，理解が必要である．

　臨床では，ホスフルコナゾールの登場によりフルコナゾールの使用頻度は激減している．また，薬物相互作用は❽＿＿＿＿＿＿．ポリエンマクロライド系抗真菌薬に比べ副作用は非常に❾＿＿＿＿＿．経口剤の吸収が非常によいため，注射剤を使用する場面としては経口投与が不可能な場合などが中心となる．

一般名 ホスフルコナゾール　　**略語** ❿＿＿＿＿

　フルコナゾールのプロドラッグで，投与されると体内で⓫＿＿＿＿＿＿により加水分解されてフルコナゾールになる．投与時の希釈が⓬＿＿＿＿＿＿ため，投与液量の少量化が可能である．投与初日・2日目は維持量の⓭＿＿＿＿＿を投与するローディングドーズ投与で投与早期から高い血中濃度が得られる．ターゲットとなる菌種やその他の特徴はフルコナゾールと同じである．

---

❶FLCZ　　❷髄液　　❸カンジダ　　❹クリプトコックス

❺，❻カンジダ血症/肺クリプトコックス症　　❼*Candida albicans*　　❽非常に多い

❾少ない　　❿F-FLCZ　　⓫アルカリホスファターゼ　　⓬必要ない　　⓭2倍

一般名 イトラコナゾール　　**略語** ❶_____

　適応菌種として，カンジダ属，クリプトコックス属のほか，❷_____属にも適応をもつ．イトラコナゾールの注射剤は，カプセル・内用液などの経口剤と異なり，吸収面での問題はない．また，組織移行性はフルコナゾールに比べて❸_____である．

　臨床でイトラコナゾールが選択される状況は，比較的軽症の場合，もしくはポリエンマクロライド系抗真菌薬に耐性をもつ❷_____症など，ほかの抗真菌薬に耐性の場合に使用されることが多い．ただし，フルコナゾールやボリコナゾールなどに耐性の場合は，イトラコナゾールにも交差耐性を示す可能性も高い．併用禁忌薬はトリアゾール系抗真菌薬のなかで最も❹_____．

一般名 ボリコナゾール　　**略語** ❺_____

　適応菌種として，カンジダ属，クリプトコックス属のほか，❻_____属にも適応をもつ．ボリコナゾールで最も注目されるのは❻_____属に対する優れた効果である．そのため，❼_____症に対しては第一選択薬として使用される．抗真菌薬のなかでも広いスペクトルをもつが，重症または難治性の真菌感染症に使用されるべき薬剤である．髄液移行など，組織移行性は❽_____である．なお，比較的頻度の高い副作用として，❾_____などの一過性の❿_____があるため，情報提供は必須となる．併用禁忌薬，併用注意薬ともに⓫_____．

　治療効果の判定と副作用回避（肝機能障害）のために，⓬_____による投与設計・モニタリングを行う．また，ボリコナゾールの主代謝酵素である⓭_____の遺伝子多型が日本人の約20％に存在することが知られており，血中濃度のばらつきにも関連している．

---

❶ITCZ　　❷アスペルギルス　　❸不良　　❹多い　　❺VRCZ　　❻アスペルギルス
❼侵襲性アスペルギルス　　❽良好　　❾霧視　　❿視力障害　　⓫多い　　⓬TDM
⓭CYP2C19

一般名 ポサコナゾール　　**略語** ❶＿＿＿＿＿＿＿

　ポサコナゾールは，フルコナゾール，イトラコナゾール，ボリコナゾールのスペクトルに加え❷＿＿＿＿＿に対して優れた抗真菌活性を示す．適応は，❸＿＿＿＿＿＿＿＿患者，または❹＿＿＿＿＿＿＿＿が予測される血液悪性腫瘍患者における深在性真菌症の予防のほか，フサリウム症，❷＿＿＿＿＿症，コクシジオイデス症，クロモブラストミコーシス，菌腫による真菌症の治療である．後者の適応症については，他の抗真菌薬が無効，あるいは忍容性に問題があると考えられる場合に本剤の使用を考慮することとなっている．

　髄液を除くほとんどの組織に移行する．❺＿＿＿＿＿＿＿＿＿製剤のため，腎機能低下例では蓄積されやすく，注意が必要である．さらに，副作用の面では，末梢静脈からの反復投与を行うと❻＿＿＿＿＿＿＿の発現頻度が上昇するため，❼＿＿＿＿＿＿＿ラインから❽＿＿＿分間かけて緩徐に投与する．他のアゾール系と同様に併用禁忌薬も多く相互作用に注意が必要である．

▶▶▶ ポリエンマクロライド系抗真菌薬 ◀◀◀

一般名 アムホテリシンB　　**略語** ❾＿＿＿＿＿＿

　適応菌種として，カンジダ属，クリプトコックス属，アスペルギルス属に効果を示すほか，❿＿＿＿＿＿＿＿＿症に対しても保険適用をもつ．関節内や腹腔内などへの組織移行性は良好だが，⓫＿＿＿＿などへの移行性は不良である．

　副作用の面では，アムホテリシンBの投与で⓬＿＿＿＿毒性や⓭＿＿＿＿＿＿＿＿などが高頻度で発現するほか，⓮＿＿＿＿＿＿や⓯＿＿＿＿＿毒性など，トリアゾール系真菌薬やキャンディン系抗真菌薬と比べ頻度が格段に高く重篤なものも多い．また，点滴速度や溶解法などにも注意点が多い．副作用の頻度が少ないアムホテリシンBの⓰＿＿＿＿製剤が発売されたため，現在は使用頻度が低くなっている．

---

❶PSCZ　　❷ムーコル　　❸造血幹細胞移植　　❹好中球減少　　❺シクロデキストリン

❻血栓性静脈炎　　❼中心静脈　　❽90　　❾AMPH-B　　❿接合菌　　⓫髄液　　⓬腎

⓭低カリウム血症　　⓮赤血球減少　　⓯神経　　⓰脂質

一般名 アムホテリシンBリポソーム製剤　　**略語** ❶_____

　アムホテリシンBの❷_____製剤で，❸_____毒性が軽減しているほか，副作用も全般的に少なくなっている．❸_____毒性の軽減によりアムホテリシンBよりも投与量を増やせるため，高い効果が期待できるが，1日投与量あたりの薬価は数十倍と高くなる．点滴速度や溶解法などに注意点が多いのはアムホテリシンBと同じである．

　基本的に抗菌スペクトルはアムホテリシンBと同じだが，アムホテリシンBでは保険適用されていない❹_____症，リーシュマニア症などにも使用できる．

▶▶▶ キャンディン系抗真菌薬 ◀◀◀

一般名 ミカファンギン　　**略語** ❺_____

　キャンディン系抗真菌薬は，ヒトに存在しない❻_____合成酵素を阻害するため，副作用は非常に少ない．なお，分子量が大きな薬剤であり，消化管から吸収されないため，注射剤のみが存在する．肺や腎臓などの一般的な組織移行性は良好であるが，❼_____や❽_____内への移行性は乏しい．

　また，❾_____属および❿_____属に抗真菌活性を示し，とくに❾_____属にはトリアゾール系抗真菌薬への感受性が低いものも含めてすべてに対して活性を示す．腎機能低下例でも⓫_____は不要で使いやすい．

一般名 カスポファンギン　　**略語** ⓬_____

　ミカファンギンと同様に真菌がもつ細胞壁の構成成分である⓭_____の生合成を阻害することで，⓮_____属，⓯_____属に抗菌活性を示す．海外ではミカファンギンよりも先に発売され，長く使用経験のある薬剤である．使用時には患者の⓰_____を確認するほか，相互作用に注意が必要である．

---

❶L-AMB　❷脂質　❸腎　❹発熱性好中球減少　❺MCFG　❻β-D-グルカン

❼, ❽髄液/眼球　❾カンジダ　❿アスペルギルス　⓫投与量調節　⓬CPFG

⓭β-D-グルカン　⓮, ⓯カンジダ/アスペルギルス　⓰肝機能

3 確認問題

以下の記述の正誤を答えてください．誤っているものは，該当する部分を修正しましょう．

1. (　　) トリアゾール系抗真菌薬は，真菌の細胞膜を構成するエルゴステロールの合成を阻害して，静菌的な抗真菌作用を示す．

2. (　　) フルコナゾールはボリコナゾールと同様に，カンジダ属，クリプトコックス属，アスペルギルス属に適応をもつ．

3. (　　) フルコナゾールは *Candida albicans* には有効であるが，*Candida krusei* や *Candida glabrata* には効果は期待できない．

4. (　　) フルコナゾールの眼への移行性は不良である．

5. (　　) ボリコナゾールは侵襲性アスペルギルス症に対して第一選択薬として使用される．

6. (　　) ボリコナゾールの有害事象には，霧視，色覚異常などの視覚異常がある．

7. (　　) ボリコナゾールの使用時には，治療開始時のほか，臨床効果が乏しいときや肝機能障害が認められた場合に TDM の実施が推奨される．

8. (　　) トリアゾール系抗真菌薬は，CYP2C9，CYP2C19，CYP3A4 などを介した相互作用があり，併用薬には注意する必要がある．

9. (　　) ポリエンマクロライド系抗真菌薬は，真菌細胞膜の構成成分であるエルゴステロールに直接作用する．

10. (　　) アムホテリシン B リポソーム製剤は，アムホテリシン B の脂質製剤で，腎毒性が軽減しているほか，副作用も全般的に少なくなっている．

11. (　　) アムホテリシン B リポソーム製剤は，発熱性好中球減少症への適応を有していない．

12. (　　) キャンディン系抗真菌薬は，真菌細胞膜に必要なエルゴステロールの合成を阻害して抗真菌作用を示す．

13. (　　) ミカファンギンはカンジダ属に対する有効性が高く，フルコナゾールに低感受性の *Candida glabrata*，*Candida krusei* などにも有効で，カンジダ属に対する第一選択薬である．

14. (　　) ミカファンギンの眼への移行性は良好である．

15. (　　) カスポファンギンはミカファンギンに比べて薬物相互作用は少ない．

こたえ

1：○

2：×（フルコナゾールはアスペルギルス属に適応をもたない）

3：○

4：×（良好であり，カンジダ眼内炎に有効である）

5：○

6：○

7：○

8：○

9：○

10：○

11：×（適応を有する）

12：×（真菌細胞壁の構成成分であるβ-D-グルカンの合成を阻害する）

13：○

14：×（眼への移行は不良であり，カンジダ眼内炎には適さない）

15：×（相互作用は多い）

4 処方監査①

次の処方箋を確認し，変更および問い合わせが必要ないかを検討しましょう．

処 方

1) ソルデム®3A輸液 1000 mL　1回1袋

末梢持続点滴・本体　1日2回（点滴時間12時間）

2) アムホテリシンB（アムビゾーム®）点滴静注用 50 mg　1回3バイアル
生理食塩液 100 mL　1回1本

末梢側管　1日1回（点滴時間60分）

▶▶▶ **患者情報，身体所見** ◀◀◀

年齢　55歳，**性別**　男性

身長　160 cm，**体重**　47 kg

アレルギー歴　なし

診断名　発熱性好中球減少症

▶▶▶ **持参薬** ◀◀◀

・メトクロプラミド錠 5 mg　1回1錠　吐き気時

▶▶▶ **検査値** ◀◀◀

WBC　$15\times10^2/\mu$L，RBC　$323\times10^4/\mu$L，Plt　$17\times10^4/\mu$L，**好中球**　30％，Hb　9 g/dL，
ALT　27 U/L，AST　24 U/L，Scr　1.2 mg/dL，eGFR　50 mL/分/1.73 m^2

> **Ａnswer**
>
> アムホテリシンBの溶解・希釈方法に誤りがあります．処方医に問い合わせが必要です．

▷▷▷ 解説 ◁◁◁

　　アムホテリシンBは，1バイアルあたり注射用水12 mLを加えて溶解し，希釈には必ず5%ブドウ糖注射液を使用します．生理食塩液などの電解質溶液は，濁りを生じることがあるため使用できません．希釈量は，投与量が2.5 mg/kg/日未満の場合は100 mL，2.5 mg/kg/日以上の場合は250 mLが望ましいとされています．また，希釈時は必ず添付のフィルターを使いフィルターろ過を行う必要があります．

▷▷▷ ワンポイントアドバイス ◁◁◁

　　広域抗菌薬不応性の発熱性好中球減少症で，血液培養より酵母様真菌が検出され，カンジダ血症が疑われた症例です．*Candida glabrata*や*Candida krusei*などのアゾール系抗真菌薬への低感受性株にも有効な，アムホテリシンBリポソーム製剤またはキャンディン系抗真菌薬が第一選択となります．また，すべてのカンジダ血症患者には，眼内炎の精査を目的として，眼底検査を実施すべきとされています．

文献

1) 深在性真菌症のガイドライン作成委員会 編：深在性真菌症の診断・治療ガイドライン2014, 協和企画, 2014.

5 処方監査②

次の処方箋を確認し，変更および問い合わせが必要ないかを検討しましょう．

処方

1) ソルデム®3輸液 500 mL　1回1袋

　　　　　　　　　　　　　　　　　末梢持続点滴　1日3回（点滴時間8時間）

2) ボリコナゾール（ブイフェンド®）200 mg静注用　1回1バイアル
　生理食塩液 100 mL　1回1本

　　　　　　　　　　　　　　　　　末梢側管　1日2回（点滴時間60分）

▶▶▶ 患者情報，身体所見 ◀◀◀

年齢　69歳，**性別**　女性

身長　145 cm，**体重**　35 kg

アレルギー歴　なし

診断名　慢性進行性肺アスペルギルス症

▶▶▶ 併用薬 ◀◀◀

・ラメルテオン錠 8 mg　1回1錠　1日1回（寝る前）

▶▶▶ 検査値 ◀◀◀

WBC　$98\times10^2/\mu$L，**RBC**　$322\times10^4/\mu$L，**Plt**　$28\times10^4/\mu$L，**好中球**　76 %，**Hb**　10 g/dL，

ALT　32 U/L，**AST**　27 U/L，**Scr**　1.5 mg/dL，**eGFR**　27 mL/分/1.73 m^2

> **Answer**
>
> 　ボリコナゾールの注射剤は，重度の腎機能障害のある患者〔クレアチニンクリアランス
> (CCr)が30 mL/分未満〕には原則禁忌となっているため，処方医に問い合わせが必要です．

▷▷▷ 解説 ◁◁◁

　ボリコナゾール注射剤は添加物のスルホブチルエーテルβ-シクロデキストリンナトリウム(SBECD)を含有し，蓄積により腎機能障害が悪化するおそれがあるため，重度の腎機能障害患者(CCrが30 mL/分未満の患者)には原則使用できません．このような患者にボリコナゾールを使用する場合には，経口剤を考慮する必要があります．

　また，点滴静注する場合は1バイアルあたり注射用水19 mLで溶解する必要があるため，注意が必要です．投与量は，初日が1回6 mg/kgを1日2回，2日目以降は1回3 mg/kgまたは1回4 mg/kgを1日2回となります．

▷▷▷ ワンポイントアドバイス ◁◁◁

　ボリコナゾールは，肝代謝酵素CYP2C19，CYP2C9およびCYP3A4で代謝され，これらの酵素の阻害作用を有します．特にCYP3Aに対する阻害作用は強いため，多くの薬剤と相互作用があります．併用禁忌の薬剤も多いため，添付文書などで確認しましょう．また，治療開始後に，臨床効果が乏しい場合や肝機能障害が認められた場合はTDM実施が推奨されています．

▷▷▷ MORE INFO. ◁◁◁

　「抗菌薬Navi第3版」　p.237（トリアゾール系抗真菌薬の併用禁忌薬）

文献

1)　日本化学療法学会・日本TDM学会　日本化学療法学会抗菌薬TDMガイドライン作成委員会：抗菌薬TDMガイドライン改訂版, 2016.

11. 抗結核薬

1 総論

以下は抗結核薬の特徴を示した記述です。＿＿＿＿に該当する語句を記入しましょう。

1 結核菌は❶＿＿＿＿＿のみならずさまざまな臓器に感染し，結核性髄膜炎，❷＿＿＿＿結核など多岐にわたる症状を引き起こす。

2 抗結核薬はFirst line drugs (a)，First line drugs (b)，Second line drugs，Multi-drugs resistant tuberculosis drugの4グループに分けられる。First line drugs (a) は殺菌的な作用をもち，わが国で使用できる注射剤・経口剤に❸＿＿＿＿＿＿，❹＿＿＿＿＿＿，❺＿＿＿＿＿，❻＿＿＿＿＿＿がある。First line drugs (b) には，静菌的な作用をもつ❼＿＿＿＿＿と殺菌的な作用をもつ❽＿＿＿＿＿＿がある。さらにSecond line drugsには❾＿＿＿＿＿，❿＿＿＿＿，⓫＿＿＿＿＿，カナマイシン，エンビオマイシン，サイクロセリンがある。Multi-drugs resistant tuberculosis drugとして使用されるものには⓬＿＿＿＿＿と⓭＿＿＿＿＿がある。

3 結核への初回標準治療では，First line drugs (a) のなかから，⓮＿＿＿＿＿，⓯＿＿＿＿＿，ピラジナミドとFirst line drugs (b) のエタンブトール（またはストレプトマイシン）の4剤を併用するなど，First line drugs (a) を基本に各グループの薬剤を併用するが，グループが異なっても⓰＿＿＿＿＿は併用できない。

4 アミノグリコシド系抗菌薬3剤を使用する場合，抗菌力や交差耐性などから選択する順番は⓱＿＿＿＿＿→⓲＿＿＿＿＿→⓳＿＿＿＿＿となる。

5 既存の抗結核薬が⓴＿＿＿＿＿および副作用の点から4～5剤目として使用できない場合は，multi-drugs resistant tuberculosis drugである⓬＿＿＿＿＿もしくは⓭＿＿＿＿＿が使用されることがある。また，既存薬で使用できるものが1～2剤の場合2～3剤目として使用される可能性があるなど，multi-drugs resistant tuberculosis drugを第一選択薬として使用することや単剤で使用することはない。

6 First line drugs (b) のエタンブトールとストレプトマイシンを比較すると，日本における薬剤耐性率はストレプトマイシンがエタンブトールよりも約㉑＿＿＿＿＿倍高い。

⑦ First line drugs (b) のエタンブトールとストレプトマイシンで腎機能低下がある場合は

㉒＿＿＿＿＿＿＿＿＿　の使用は避ける．ただし，㉓＿＿＿＿＿＿＿＿で腎機能の低下

に配慮する必要がない場合には使用できる．

⑧ First line drugs (b) のエタンブトールとストレプトマイシンで視力障害が生じた場合は

原則として㉔＿＿＿＿＿＿＿＿　の使用を避ける．

⑨ 抗結核薬の治療は初期治療期間㉕＿＿＿＿ヵ月，継続治療期間㉖＿＿＿＿ヵ月の計

㉗＿＿＿＿ヵ月が最低治療期間になる．

⑩ 抗結核薬のPK/PDパラメータは定まっていないが，First line drugs (a) では全て1日

㉘＿＿＿＿回投与が可能であるほか，㉙＿＿＿＿＿＿＿＿以外は㉚＿＿＿＿回もしく

は㉛＿＿＿＿回投与が可能であるなど患者のライフスタイルにあわせた投与が可能であ

る．

こたえ

❶肺　　❷リンパ節　　❸, ❹, ❺, ❻イソニアジド/リファンピシン/ピラジナミド/リファブチン

❼エタンブトール　　❽ストレプトマイシン

❾, ❿, ⓫レボフロキサシン/エチオナミド/パラアミノサリチル酸　　⓬, ⓭デラマニド/ベダキリン

⓮イソニアジド　　⓯リファンピシン　　⓰アミノグリコシド系抗菌薬　　⓱ストレプトマイシン

⓲カナマイシン　　⓳エンビオマイシン　　⓴薬剤耐性　　㉑5　　㉒ストレプトマイシン

㉓血液透析下　　㉔エタンブトール　　㉕2　　㉖4　　㉗6　　㉘1　　㉙リファンピシン　　㉚2

㉛3

2 各論

抗菌薬の表記は多くの場合，略語で示されます．一般名の後の＿＿＿＿内に略語を記入しましょう．また，その抗菌薬の特徴を示した内容に関する記述について＿＿＿＿に該当する語句を記入しましょう．

▷▷▷ **First line drugs**（a） ◁◁◁

一般名 イソニアジド　**略語** ❶＿＿＿＿

❷＿＿＿＿＿＿＿＿＿＿している結核菌に対して❸＿＿＿＿＿的に作用する代表的な抗結核薬で❹＿＿＿＿吸収がよく❺＿＿＿＿＿も長いため1日1回投与が可能である．

検査値異常で発見できる❻＿＿＿＿＿＿＿＿をはじめとして副作用が多いが，副作用があっても可能な限り投与を優先させる薬剤である．❼＿＿＿＿＿＿＿＿の副作用があり，予防のために❽＿＿＿＿＿＿＿が投与される．

一般名 リファンピシン　**略語** ❾＿＿＿＿

活発に❿＿＿＿＿＿＿している結核菌だけでなく⓫＿＿＿＿＿＿＿の結核菌に対しても殺菌的に作用する．イソニアジドと同様に，副作用などの問題があっても可能な限り投与を優先させる必要がある．⓬＿＿＿＿での使用は耐性を生じやすいため，他剤との⓭＿＿＿＿が必要である．⓮＿＿＿＿での吸収がよく，吸収後の体内の各組織への移行性は良好である．ただし，薬剤の⓯＿＿＿＿も広く移行するため⓰＿＿＿＿，涙などの体液が⓱＿＿＿＿に着色することが多い．

また，代表的な薬物代謝酵素である⓲＿＿＿＿＿＿＿を強力に誘導するため併用薬に注意する必要がある．副作用では⓳＿＿＿＿の頻度が高く，イソニアジドやピラジナミドとの併用は特に注意が必要になる．

❶INH　❷分裂増殖　❸殺菌　❹腸管　❺半減期　❻肝機能障害　❼末梢神経障害　❽ビタミンB6　❾RFP　❿分裂増殖　⓫半休止状態　⓬単剤　⓭併用　⓮腸管　⓯色素　⓰汗　⓱赤褐色　⓲シトクロムP450　⓳肝障害

一般名 ピラジナミド　　**略語** ❶＿＿＿＿＿＿＿

　❷＿＿＿＿＿＿＿環境下での活性が良好なため，❸＿＿＿＿＿＿＿＿＿＿＿内や膿瘍などでの有効性が高く❹＿＿＿＿＿＿＿＿状態の結核菌に対して❺＿＿＿＿的に作用する．また，腎尿細管における❻＿＿＿＿＿の分泌を阻害するため，副作用に❼＿＿＿＿＿＿＿＿＿＿が高頻度で発生し，❼＿＿＿＿＿＿＿＿＿治療薬が併用されることがある．基本的に，初期治療での❽＿＿＿＿ヵ月間以外で使用されることはない．また，副作用ではほかの抗結核薬と同様に❾＿＿＿＿が多い.

一般名 リファブチン　　**略語** ❿＿＿＿＿＿＿

　リファンピシンを改良し開発された薬剤であるため，⓫＿＿＿＿＿＿＿＿＿系抗菌薬という分類をされることもある．基本的な特徴はリファンピシンと同じであるが，リファブチンは⓬＿＿＿＿＿＿＿＿の誘導能がリファンピシンに比べて小さいためにリファンピシンほど⓭＿＿＿＿＿＿＿が問題になることはない.

▷▷▷ **First line drugs**（b）◁◁◁

一般名 エタンブトール　　**略語** ⓮＿＿＿＿＿＿＿

　⓯＿＿＿＿＿＿＿にある結核菌に対して⓰＿＿＿＿＿的に作用する．⓰＿＿＿＿的な作用といっても臨床上，とくに問題になることはなく，初期治療の⓱＿＿＿＿＿剤併用療法薬のなかの1つである．⓲＿＿＿＿＿からの吸収もよく，吸収後の⓳＿＿＿＿＿＿＿も良好である．注意すべき副作用として⓴＿＿＿＿＿があるため，服用中は定期的なチェックが必要である．また，RFPと同様に㉑＿＿＿＿＿での使用は耐性を生じやすい.

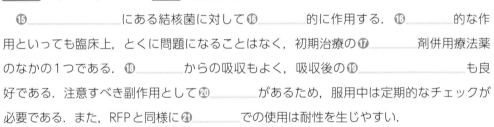

❶PZA　　❷酸性　　❸マクロファージ　　❹分裂休止　　❺殺菌　　❻尿酸

❼高尿酸血症　　❽2　　❾肝障害　　❿RBT　　⓫リファマイシン　　⓬CYP450

⓭薬物相互作用　　⓮EB　　⓯増殖過程　　⓰静菌　　⓱4　　⓲腸管　　⓳組織移行性

⓴視神経炎　　㉑単剤

一般名 ストレプトマイシン硫酸塩　　**略語** ❶_____

比較的❷_____が出現しやすく，腎毒性よりも❸_____が強い．いくつかの適応はあるものの現在は結核以外にはほとんど使われない．また❹_____にも用いられる．

▷▷▷ Second line drugs ◁◁◁

一般名 レボフロキサシン　　**略語** ❺_____

First line drugs（a）である❻_____，❼_____，❽_____のいずれかが使用できない場合に併用薬の一つとして使用されることがある．

一般名 エチオナミド　　**略語** ❾_____

作用は❿_____的である．副作用の頻度が高いが，なかでも⓫_____が最も多く，腹痛や⓬_____が起こる．また⓭_____や内分泌系の副作用として⓮_____や⓯_____を起こすこともあり注意が必要である．

❶SM　❷耐性菌　❸聴器毒性　❹非結核性抗酸菌症　❺LVFX
❻〜❽イソニアジド/リファンピシリン/ピラジナミド　❾ETH　❿静菌
⓫消化器症状　⓬悪心・嘔吐　⓭味覚障害　⓮，⓯甲状腺機能低下症/女性化乳房

一般名 パラアミノサリチル酸　　**略語** ❶⬚⬚⬚⬚⬚⬚⬚⬚⬚⬚⬚⬚⬚⬚⬚⬚⬚

　作用は❷⬚⬚⬚⬚⬚⬚⬚的である．排泄が早いため❸⬚⬚⬚⬚⬚⬚⬚投与が必要になる．❹⬚⬚⬚⬚⬚⬚⬚⬚⬚⬚での効果がよいため柑橘類のジュースなどとともにのむとよい．❺⬚⬚⬚⬚⬚⬚⬚⬚⬚⬚⬚⬚⬚⬚⬚の副作用や❻⬚⬚⬚⬚⬚⬚⬚⬚も多く，現在ではほとんど使用されない．

一般名 サイクロセリン　　**略語** ❼⬚⬚⬚⬚⬚⬚⬚⬚⬚⬚⬚⬚⬚⬚

　作用は❽⬚⬚⬚⬚⬚⬚⬚的である．ほかの抗結核薬に多い❾⬚⬚⬚⬚⬚⬚⬚⬚の副作用を起こしにくい．❿⬚⬚⬚⬚⬚⬚⬚⬚⬚⬚⬚⬚を起こしてFirst Line Drugsが使いにくい状況や，First Line Drugs耐性菌などに使用されることが多い．なお，サイクロセリンには⓫⬚⬚⬚⬚⬚⬚⬚⬚⬚⬚⬚⬚系の副作用が多く，⓬⬚⬚⬚⬚⬚⬚⬚などを起こすことがあるため注意が必要である．

一般名 エンビオマイシン硫酸塩　　**略語** ⓭⬚⬚⬚⬚⬚⬚⬚⬚⬚⬚⬚⬚⬚

　⓮⬚⬚⬚⬚⬚⬚⬚⬚⬚⬚⬚⬚耐性の結核菌に有効であるが，エンビオマイシンは投与開始から90日間は毎日⓯⬚⬚⬚⬚⬚⬚⬚が必要なため患者に対する負担が非常に大きい．

　⓰⬚⬚⬚⬚⬚⬚⬚⬚⬚⬚⬚⬚などの副作用もあり，現在はほとんど使用されていない．

---

❶PAS　❷静菌　❸大量　❹酸性下　❺消化器症状　❻過敏反応　❼CS
❽静菌　❾肝障害　❿肝機能障害　⓫精神・神経　⓬異常行動　⓭EVM
⓮ストレプトマイシン　⓯筋注　⓰第8脳神経障害

▷▷▷ Multi-drugs resistant tuberculosis drug ◁◁◁

一般名 デラマニド　　**略語** ❶_____

　デラマニドは，❷_____の治療薬として2014年に承認され，抗結核薬のなかでは新しい薬剤である．抗菌作用は細胞壁の❸_____の合成阻害によるもので，既存の抗結核薬との❹_____はみられない．多剤耐性結核の治療において，既存の抗結核薬に❺_____および副作用の点から❻_____剤目として使用できる薬剤がない症例に使用する．ただし，既存のすべての薬剤が使用不能である場合には❼_____となるため使用は不可となる．いずれにしろ，多剤耐性結核治療に十分な治療経験をもつ医師のもとで使用される薬剤である．

一般名 ベダキリン　　**略語** ❽_____

　ベダキリンは❾_____の治療薬として2018年に承認され，抗結核薬のなかで最も新しい薬剤である．作用機序は❿_____で，抗酸菌一般に対する活性があると考えられる．⓫_____の代謝を受けるため，⓬_____との併用時に血中濃度への影響を考慮する必要があるが，ベダキリンは多剤耐性肺結核に使用されることから，原則として⓬_____と併用されることはない．既存の抗結核薬に⓭_____および副作用の点から⓮_____剤目として使用できる薬剤がない場合は，多剤耐性肺結核薬であるベダキリンもしくはデラマニドが使用される．既存薬で5剤が使用可能である場合にベダキリンもしくはデラマニドを使用すべきかどうかは結論が出ていないが，使用を否定するものではない．既存薬で使用できるものが⓯_____剤の場合，⓰_____剤目としてベダキリンもしくはデラマニドを使用することについて使用を否定されないが，慎重に考慮する．

　副作用は⓱_____，⓲_____が多く，代謝物の半減期が長いため，中止後も⓳_____の改善には月単位の期間がかかる場合がある．ベダキリンもデラマニド同様に多剤耐性結核治療に十分な治療経験をもつ医師のもとで使用される薬剤である．

---

❶DLM　　❷多剤耐性結核　　❸ミコール酸　　❹交差耐性　　❺薬剤耐性　　❻4〜5

❼単剤使用　　❽BDQ　　❾多剤耐性結核　　❿ATP合成酵素活性阻害　　⓫CYP3A4

⓬リファンピシリン　　⓭薬剤耐性　　⓮4〜5　　⓯1〜2　　⓰2〜3

⓱，⓲QT延長/肝障害　　⓳QT延長

3　確認問題

以下の記述の正誤を答えてください．誤っているものは，該当する部分を修正しましょう．

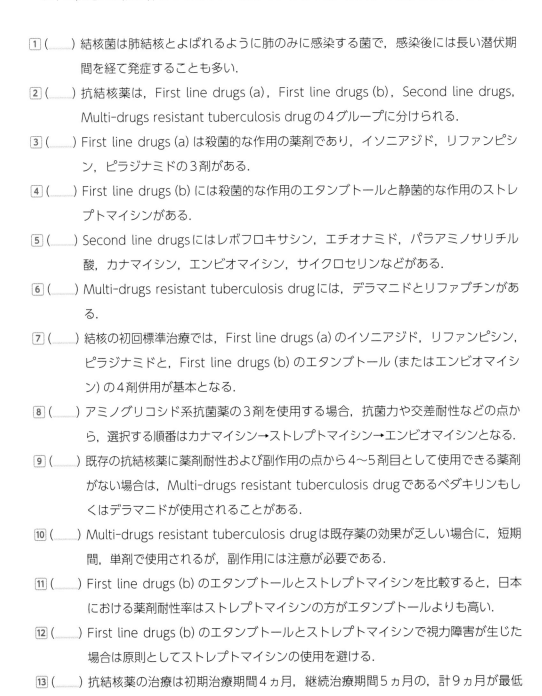

1 (　　) 結核菌は肺結核とよばれるように肺のみに感染する菌で，感染後には長い潜伏期間を経て発症することも多い．

2 (　　) 抗結核薬は，First line drugs (a)，First line drugs (b)，Second line drugs，Multi-drugs resistant tuberculosis drugの4グループに分けられる．

3 (　　) First line drugs (a) は殺菌的な作用の薬剤であり，イソニアジド，リファンピシン，ピラジナミドの3剤がある．

4 (　　) First line drugs (b) には殺菌的な作用のエタンブトールと静菌的な作用のストレプトマイシンがある．

5 (　　) Second line drugsにはレボフロキサシン，エチオナミド，パラアミノサリチル酸，カナマイシン，エンビオマイシン，サイクロセリンなどがある．

6 (　　) Multi-drugs resistant tuberculosis drugには，デラマニドとリファブチンがある．

7 (　　) 結核の初回標準治療では，First line drugs (a) のイソニアジド，リファンピシン，ピラジナミドと，First line drugs (b) のエタンブトール (またはエンビオマイシン) の4剤併用が基本となる．

8 (　　) アミノグリコシド系抗菌薬の3剤を使用する場合，抗菌力や交差耐性などの点から，選択する順番はカナマイシン→ストレプトマイシン→エンビオマイシンとなる．

9 (　　) 既存の抗結核薬に薬剤耐性および副作用の点から4〜5剤目として使用できる薬剤がない場合は，Multi-drugs resistant tuberculosis drugであるベダキリンもしくはデラマニドが使用されることがある．

10 (　　) Multi-drugs resistant tuberculosis drugは既存薬の効果が乏しい場合に，短期間，単剤で使用されるが，副作用には注意が必要である．

11 (　　) First line drugs (b) のエタンブトールとストレプトマイシンを比較すると，日本における薬剤耐性率はストレプトマイシンの方がエタンブトールよりも高い．

12 (　　) First line drugs (b) のエタンブトールとストレプトマイシンで視力障害が生じた場合は原則としてストレプトマイシンの使用を避ける．

13 (　　) 抗結核薬の治療は初期治療期間4ヵ月，継続治療期間5ヵ月の，計9ヵ月が最低治療期間になる．

こたえ

1：✕（肺以外にも感染し，結核性髄膜炎，リンパ節結核など多岐にわたる症状を引き起こす）

2：○

3：✕（リファブチンも含む4剤である）

4：✕（エタンブトールが静菌的，ストレプトマイシンが殺菌的な作用をもつ）

5：○

6：✕（デラマニドとベダキリン）

7：✕（エンビオマイシンではなくストレプトマイシン）

8：✕（ストレプトマイシン→カナマイシン→エンビオマイシン）

9：○

10：✕（既存薬のなかで使用できるものが1〜2剤の場合，2〜3剤目として使用される可能性はあるが，第一選択薬として使用することや単剤で使用することはない）

11：○

12：✕（エタンブトールの使用を避ける）

13：✕（初期治療期間2ヵ月，継続治療期間4ヵ月の計6ヵ月）

12. 抗ウイルス薬

1 総論

　以下は抗ウイルス薬全体の特徴を示した記述です．_____に該当する語句を記入しましょう．

① ウイルス感染症に使用する薬には大きく分けて，抗ヘルペスウイルス薬，抗サイトメガロウイルス薬，抗インフルエンザウイルス薬，抗肝炎ウイルス薬，抗HIV薬があり，作用をもとに分類するとウイルスの増殖を抑制する❶_____と免疫系に作用する❷_____に分けられる．

② ヘルペスウイルスは単純ヘルペスウイルス (HSV) と❸_____の両方を指し，多くの組織で感染症を起こす．

③ ❸_____に対する治療薬の投与量はHSVに対するものよりも❹_____．

④ サイトメガロウイルス (CMV) はヘルペスウイルス科に属する❺_____ウイルスで，ほとんどの人が成人になるまでに感染を経験しているが，通常問題になることはなく，❻_____感染患者や❼_____施行中の患者および移植などで免疫が低下している患者の場合に問題になることが多い．

⑤ サイトメガロウイルス感染症は網膜炎や❽_____が主であるが，脳炎，多発神経根炎などの❾_____的病変も生じる．

⑥ インフルエンザウイルスは核タンパク質の性状によってA型，B型，C型に分類されるが，臨床的に問題になるのはA型，B型で，大規模な流行を起こすのは❿_____型が多い．

⑦ 抗インフルエンザウイスルス薬は，作用機序で分けると⓫_____阻害薬，⓬_____阻害薬，ポリメラーゼ酸性タンパク質のキャップ依存性エンドヌクレアーゼに作用する薬剤の3種がある．

⑧ 日本で発生するウイルス性肝炎は，A型，B型，C型がほとんどで，それぞれにウイルスのタイプ，潜伏期間などが異なる．このなかで慢性肝炎および劇症肝炎が臨床上，大きな問題になるのは⓭_____型，⓮_____型肝炎ウイルスである．

⑨ B型肝炎ウイルス (HBV) は血液や⓯_____を介して感染し，過去には輸血が感染源になることもあったが，現在では⓰_____感染や薬物中毒者による汚染針の使いまわし

による感染，母子間での**⑰**＿＿＿＿＿＿＿＿＿などが主な感染源となっている．

⑩ C型肝炎ウイルス (HCV) は**⑱**＿＿＿＿＿を介してしか感染しない点でB型肝炎ウイルスと大きく異なる．感染経路として医療に関わるものでは**⑲**＿＿＿＿＿＿＿関連，その他では**⑳**＿＿＿＿＿，薬物中毒者による汚染針の使い回しなどが知られており，B型肝炎ウイルス感染でみられる**㉑**＿＿＿＿＿＿＿は少ない．

2　各論

　抗菌薬の表記は多くの場合，略語で示されます．一般名の後の＿＿＿＿＿内に略語を記入しましょう．また，その抗菌薬の特徴を示した内容に関する記述について＿＿＿＿＿に該当する語句を記入しましょう．

一般名 アシクロビル　　**略語** ❶＿＿＿＿＿＿＿＿＿

　❷＿＿＿＿＿＿＿＿＿＿＿，❸＿＿＿＿＿＿＿＿＿＿の酵素によって活性化され，高い抗ウイルス活性を示す．代表的な抗ヘルペスウイルス薬の注射薬で，❷＿＿＿＿＿＿＿＿＿＿および❸＿＿＿＿＿＿＿＿＿＿に有効である．経口のアシクロビルは吸収が悪いという短所があるが注射薬では吸収の問題がないため，❹＿＿＿＿＿＿＿＿＿脳炎・❺＿＿＿＿＿＿＿などの重症単純ヘルペス感染や，免疫不全患者の❻＿＿＿＿＿＿＿＿＿などの重症例に用いられる．使用の際には，8時間ごとに1時間点滴という時間依存性の投与が必要になる．

一般名 ガンシクロビル　　**略語** ❼＿＿＿＿＿＿＿＿＿

　ガンシクロビルは❽＿＿＿＿＿＿＿＿＿＿を強く阻害することにより抗ウイルス活性を示す．投与されたガンシクロビルは❾＿＿＿＿＿＿＿＿＿＿に高濃度で入り，非感染細胞に比べ❿＿＿＿＿＿倍程度の濃度になる．ガンシクロビルは多くの⓫＿＿＿＿＿＿＿＿＿属に活性を示すが，サイトメガロウイルスが最大のターゲットであり，保険適用もサイトメガロウイルス感染のみである．ガンシクロビルの注射剤を用いれば，吸収の問題もなく組織移行性は良好で，髄液中や脳組織内にも移行する．骨髄抑制や⓬＿＿＿＿＿＿＿＿＿系の副作用が多く，どちらかの副作用によってガンシクロビル注射薬投与患者の1/3で投与が中断される．強アルカリ製剤 (pH約⓭＿＿＿＿＿) のため，⓮＿＿＿＿＿＿＿＿＿が起こりやすく，1バイアルを注射用水10 mLで希釈してから必要量を生理食塩液，5%ブドウ糖液，リンゲル液などに混合して使用する．

---

❶ACV　　❷，❸単純ヘルペスウイルス (HSV)/水痘・帯状疱疹ウイルス (VZV)

❹単純ヘルペス　　❺髄膜炎　　❻水痘・帯状疱疹　　❼GCV　　❽DNAポリメラーゼ

❾サイトメガロウイルス (CMV) 感染細胞　　❿10　　⓫ヘルペスウイルス　　⓬中枢神経

⓭11　　⓮配合変化

一般名 ペラミビル

　ペラミビルは抗インフルエンザウイルス薬のなかで唯一の注射剤であり，長時間作用型
❶＿＿＿＿＿＿＿＿＿＿阻害薬である．単回投与で❷＿＿＿＿＿＿＿＿＿を5日間投与した
際の効果に匹敵するとされているが，重症患者等の症状に応じ，増量および連続反復投与も
可能である．

　A型，B型両方のタイプのインフルエンザに有効で，❸＿＿＿＿＿＿＿＿＿や新型インフ
ルエンザにも有効であると考えられている．

一般名 ペグインターフェロンα-2a　　**略語** ❹＿＿＿＿＿＿＿

　❺＿＿＿＿＿＿＿＿＿，❻＿＿＿＿＿＿＿＿＿に対する適応をもつ．従来のインター
フェロン（IFN）をポリエチレングリコール（Peg）分子で包み込んだ新しいタイプのIFN製剤
である．持続時間が長くなっているので，週❼＿＿＿回の投与が可能となった．

一般名 インターフェロンα　　**略語** ❽＿＿＿＿＿＿＿

　筋注（筋肉注射）および皮下注（皮下注射）で使用され，医療者による投与のみならず投与
法として❾＿＿＿＿＿＿＿が認可されている．ヒトの❿＿＿＿＿＿＿細胞か
らつくられている天然型の製剤である．

一般名 インターフェロンβ　　**略語** ⓫＿＿＿＿＿＿＿

　天然型のインターフェロンβ製剤で⓬＿＿＿＿＿＿＿および⓭＿＿＿＿＿＿＿で使用
される．唯一のβ型のインターフェロンである．基本的にIFN-αと効果に差はないと考えら
れている．ただし，副作用はインターフェロンαとプロフィールが異なる．

---

❶ノイラミニダーゼ　❷オセルタミビル　❸鳥インフルエンザ（H5N1）　❹Peg IFNα-2a
❺，❻C型慢性肝炎/B型慢性活動性肝炎　❼1　❽IFN-α　❾自己注射　❿白血球培養
⓫IFN-β　⓬静注（静脈注射）　⓭点滴静注

4　処方監査①

次の処方箋を確認し，変更および問い合わせが必要ないかを検討しましょう．

処 方

1) アシクロビル（ゾビラックス®）点滴静注用 250 mg/バイアル　1回1バイアル

生理食塩液 50 mL　1本

末梢点滴　1日3回（点滴時間60分）

▷▷▷ 患者情報，身体所見 ◁◁◁

年齢　40歳　**性別**　男性

身長　162 cm　**体重**　50 kg

アレルギー歴　なし

診断名　帯状疱疹

▷▷▷ 併用薬 ◁◁◁

なし

▷▷▷ 検査値 ◁◁◁

WBC　90×10^2 μL，**RBC**　350×10^4/μL，**Plt**　27×10^4 μL，**好中球**　70％，**Hb**　13 g/dL，**ALT**　39 U/L，**AST**　34 U/L，**Scr**　0.8 mg/dL，**eGFR**　85 mL/min/1.73 m^2

Ⓐnswer

アシクロビルの希釈量に誤りがあるため，問い合わせが必要です．

▷▷▷ **解説** ◁◁◁

アシクロビル1バイアル（250 mg含有）あたり100 mL以上の補液で希釈する必要があります．また，単純疱疹・水痘・帯状疱疹の用法・用量は同じであり，1回につき体重1 kg当たり5 mgを1日3回，8時間ごとに1時間以上かけて，7日間点滴静注します．

▷▷▷ **ワンポイントアドバイス** ◁◁◁

腎機能低下症例では，アシクロビルの減量が必要になります．添付文書にあるようにクレアチニンクリアランス（mL/分/1.73 m²）が25〜50ならば1日2回に，10〜25ならば1日1回投与となります．また，アシクロビルはアルカリ性を呈し，pH等の変化により配合変化が起こりやすいので注意が必要です．

▷▷▷ **MORE INFO.** ◁◁◁

「抗菌薬Navi第3版」 p.277（アシクロビルの使いかた）

4　処方監査②

次の処方箋を確認し，変更および問い合わせが必要ないかを検討しましょう．

処 方

1) ソルデム®3A輸液　500 mL　1回1袋

末梢持続点滴・本体　1日3回（点滴時間8時間）

2) ガンシクロビル（デノシン®）点滴静注用500 mg　1回0.5バイアル

生理食塩液100 mL　1本

末梢側管　1日2回（点滴時間60分）

▷▷▷ 患者情報，身体所見 ◁◁◁

年齢　55歳　**性別**　男性

身長　176 cm　**体重**　58 kg

▷▷▷ 併用薬 ◁◁◁

・プレドニゾロン錠5 mg　1錠（1回1錠）　朝食後

・アレンドロン酸錠35 mg　1錠（1回1錠）　起床時　1週間に1回内服

・ランソプラゾールOD錠15 mg　1錠（1回1錠）　朝食後

▷▷▷ 検査値 ◁◁◁

WBC　43×10^2 μL，RBC　356×10^4 μL，Plt　29×10^4 μL，**好中球**　58 %，Hb　10 g/dL，ALT　32 U/L，AST　39 U/L，Scr　0.8 mg/dL，eGFR　78 mL/分/1.73 m^2

Ａnswer

ガンシクロビルの溶解・希釈方法に誤りがあるため，問い合わせが必要です．

▷▷▷ 解説 ◁◁◁

ガンシクロビルは1バイアルあたり注射用水10 mLで溶解し，通常100 mLの補液に希釈します．希釈用の補液としては，生理食塩液，5％ブドウ糖液，リンゲル液あるいは乳酸リンゲル液を使用することが望ましく，その希釈溶液の濃度は10 mg/mLを超えないこととされています．

▷▷▷ ワンポイントアドバイス ◁◁◁

ガンシクロビル調製時の注意点として，注射用水で溶解後は約pH 11と強アルカリ性を呈することから，取扱い時にはゴム手袋，防護メガネなどの着用が望ましいとされています．また，発がん性を有する可能性があるため，繰り返し直接手で触れたり，吸入したり，または眼に入れたりしないように十分に注意する必要があります．

▷▷▷ MORE INFO. ◁◁◁

「抗菌薬Navi第3版」 p.285（ガンシクロビルの使いかた）

第2部
応用編

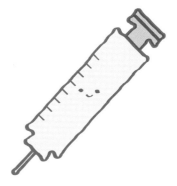

実践問題1（緑膿菌に有効な抗菌薬）

　高齢者施設に入居していた76歳の女性．誤嚥性肺炎の疑いにて入院し，以下の処方のとおり，点滴静注により抗菌薬が開始された．入院時に採取した喀痰の培養検査の結果，原因微生物が緑膿菌であると判明した．

処方

1) アンピシリン・スルバクタム静注用 3 g　1回1バイアル

　　生理食塩水 100 mL

　　　　　　　　　　　　　　　　1日3回（点滴時間60分）　末梢より点滴静注

➤ Exercise

Q1− 本症例では処方内容を変更する必要があるが，それはなぜか説明してみよう．

　　（設問レベル：★）

Q2− 本症例では，抗菌薬を何に変更するか？（設問レベル：★★）

Q3− Q2で選んだ抗菌薬の用法・用量はどのように決定するか？（設問レベル：★★）

✈ • Answer

A1−アンピシリン・スルバクタムは，βラクタマーゼ阻害薬を配合したβラクタム系抗菌薬ですが，本剤は緑膿菌に有効性をもたないため，変更が必要です（代表的なペニシリン系抗菌薬の抗菌スペクトルについては，「抗菌薬Navi 第3版」p.15参照）．

A2−本症例は原因微生物が緑膿菌であると同定されているため，緑膿菌に抗菌スペクトルを有する抗菌薬を選択します．具体的には，広域ペニシリン系抗菌薬（ピペラシリン，ピペラシリン・タゾバクタム；→詳細は「抗菌薬Navi 第3版」p.12参照），第3世代セファロスポリン系抗菌薬（セフタジジム；→同p.29参照），第4世代セファロスポリン系抗菌薬（セフェピム；→同p.29参照），カルバペネム系抗菌薬（メロペネム，ドリペネム；→同p.49参照），アミノグリコシド系抗菌薬（アミカシン；→同p.67参照），キノロン系抗菌薬（シプロフロキサシン，レボフロキサシン；→同p.86〜87参照）などから選びます．原因微生物別に有効な抗菌薬を一般名で記憶するより，まずは系統別に記憶していきましょう．そのうえで，自施設で採用されている抗菌薬は何かを確認して，把握しましょう．

　また，これらの系統のうち，どの薬剤を選択するのかについては，感染している臓器に対する抗菌薬の移行性（各系統の組織移行性については，例えば，キノロン系抗菌薬であれば「抗菌薬Navi 第3版」p.88参照）や患者さんの状態（重症度，腎機能や肝機能など薬物動態に影響を及ぼす要因），自施設の感受性試験データや地域のアンチバイオグラムを考慮して最善と考えられる抗菌薬を選択しましょう．

A3−投与する抗菌薬が決まれば，次に考えることは用法・用量です．PK/PD理論に基づき，最適と思われる最大限の投与量，投与回数，点滴時間を考えましょう．本症例であれば，βラクタム系抗菌薬（広域ペニシリン系抗菌薬，第3世代・第4世代セファロスポリン系抗菌薬，カルバペネム系抗菌薬）とアミノグリコシド系抗菌薬・キノロン系抗菌薬では，効果に相関するPK/PDパラメーターが異なります（→詳細は「抗菌薬Navi 第3版」p.3参照）．簡単に言えば，1日に使用する投与量が同じ場合，前者は投与回数を増やし，点滴時間を長くする必要があり，後者であれば，まとめて短時間に投与します．実際は，患者さんの腎機能や肝機能，重症度も加味して考えましょう．

実践問題2（抗菌薬の治療が始まったら…）

　高齢者施設に入居していた76歳の女性．誤嚥性肺炎の疑いにて入院し，以下の処方のとおり，点滴静注により抗菌薬が開始された．入院時に採取した喀痰の培養検査の結果，原因微生物が緑膿菌であると判明したため，以下のように処方変更を行った．

最初の処方

1) アンピシリン・スルバクタム静注用 3 g　1回1バイアル
　　生理食塩水 100 mL

　　　　　　　　　　　　　　　　1日3回（点滴時間60分）　末梢より点滴静注

変更した処方

1) ドリペネム点滴静注用 0.5 g　1回1瓶
　　生理食塩水 100 mL

　　　　　　　　　　　　　　　　1日3回（点滴時間60分）　末梢より点滴静注

Exercise

Q1－変更後の抗菌薬の使用時に注意すべきことは何か？（設問レベル：★）

Q2－本症例では，薬剤師として今後どのように治療および効果の評価に関わっていく必要があるか？（設問レベル：★）

Q3－治療中に，治療効果・副作用のモニタリングの他に注意すべきことはあるか？

　　（設問レベル：★★）

Answer

A1-本症例では，抗菌薬がドリペネムに変更になっています．まずは，他の併用薬と相互作用がないか確認後，他に投与されている薬剤を把握し，点滴ルートでの配合変化などの影響がないか，さらには特徴的な副作用があるかを十分に確認しましょう．特に，ドリペネムが属するカルバペネム系抗菌薬はバルプロ酸との併用が禁忌とされていますので，患者に服用歴がないのか確認が必要です (→詳細は「抗菌薬Navi 第3版」p.60参照)．

　そのほか，選択された抗菌薬に適した溶解液が選択されているか，および投与経路に問題ないかに注意が必要です．変更後の抗菌薬の添付文書やインタビューフォームを調べ，用法・用量，溶解方法や特徴的な副作用を確認しましょう．

A2-感染症に応じた症状の評価指標と，副作用の発現についてモニタリングしましょう．例えば，本症例のような肺炎であれば，呼吸状態のほか，胸部X線画像やCT画像，培養検査の再提出，血液検査の結果などを用いて，肺炎により悪化していた病態が改善しているかを時系列的に評価します．単に，体温 (発熱) や白血球数，CRP (C-reactive protein) の値だけで判断しないようにしましょう (→詳細は「抗菌薬Navi 第3版」p.145参照)．

　また，患者状態の評価は自身だけで行うのではなく，医師や他の医療スタッフと共有しましょう．加えて，抗菌薬の投与に伴う菌交代症や腎障害など，副作用の発現について確認し，評価した結果についても共有しましょう．また，感染症に応じた抗菌薬投与期間のめやすも考え，治療の終了時期も意識しておきましょう．

A3-治療中は耐性菌や他の微生物の出現に注意しましょう．抗菌薬の過少投与や長期使用など，不適切な使用に伴い，使用している抗菌薬が無効となる耐性菌 [メチシリン耐性黄色ブドウ球菌 (MRSA)，多剤耐性緑膿菌 (MDRP)] や，真菌など，他の微生物による感染が出現する可能性があります．治療経過のなかで原因微生物が特定されれば，その感受性に基づき，患者さんの状態がよければ，できるだけ抗菌スペクトルが狭く，原因微生物に特異的に効果をもつ抗菌薬へデ・エスカレーションすることも検討しましょう (→詳細は「抗菌薬Navi 第3版」p.8参照)．

第2部
応用編

実践問題3（ESBL産生菌に有効な抗菌薬）

　これまでに何度か胆管炎を発症し，入退院を繰り返していた66歳の男性．今回も，39℃の発熱を認め，自宅で倒れ，救急外来に搬送された．血液培養用に採血後，以下の処方のとおり抗菌薬が開始され，その後も入院加療が続けられた．入院後に行われた血液培養の結果より，ESBL産生大腸菌が原因微生物であることがわかった．

処方

1) セフトリアキソン静注用1g　1回1バイアル
　　生理食塩水 100 mL

1日2回（点滴時間60分）　末梢より点滴静注

Exercise

Q1-本症例では処方内容を変更する必要があるが，その理由を説明しよう．

（設問レベル：★★）

Q2-本症例では，抗菌薬を何に変更するか？（設問レベル：★★）

Q3-治療中に，治療効果・副作用の評価のほかに注意すべきことはあるか？

（設問レベル：★★）

Answer

A1- セフトリアキソンが属するセファロスポリン系抗菌薬（セフェム系抗菌薬に含まれる抗菌薬の一群）は，ESBL産生大腸菌に無効であるため，処方変更が必要です．

なお，ESBLとは基質特異性拡張型βラクタマーゼの略称です（→詳細は「抗菌薬Navi第3版」p.65参照）．βラクタマーゼとは，ペニシリンなどのβラクタム系抗菌薬が構造内にもつβラクタム環を加水分解し，抗菌活性を失わせる酵素であり，この酵素を発現する細菌にはβラクタム系抗菌薬は無効です．なお，βラクタマーゼはアミノ酸配列相同性や基質特異性により複数の種類に分類されています（→同p.26参照）．

A2- ESBL産生大腸菌に対しては，セファマイシン系抗菌薬であるセフメタゾールや，カルバペネム系抗菌薬であるメロペネムやドリペネムが使用されます．また，多くのESBL産生菌が示すβラクタム系抗菌薬への抵抗性はβラクタマーゼ阻害薬によって阻害されるため，βラクタマーゼ阻害薬を配合したピペラシリン・タゾバクタム（→「抗菌薬Navi 第3版」p.12参照）やセフトロザン・タゾバクタム（→同p.29参照），アモキシシリン・クラブラン酸（→同p.12参照）などで治療するほか，フロモキセフ（→同p.28参照）などが使用されることもあります．それぞれの抗菌薬の感受性試験の結果を確認して，適切な薬剤を選択しましょう．

A3- ESBL産生遺伝子は薬剤耐性プラスミド（Rプラスミド）上に存在し，細菌から別の細菌へ移動できます．そして，移動先の細菌もESBLを産生できるようになり，耐性菌となります．また，ESBL産生遺伝子の移動は，同一菌種間だけでなく，菌種を超えて異なる菌種へも可能です．例えば，大腸菌から肺炎桿菌などにESBL産生遺伝子が移動することがあります．

ESBL産生菌を原因微生物とする感染症は，カテーテル留置などのメディカルデバイスを使用している患者に多くみられます．加療中は治療対象の患者のみならず，周囲の入院患者も含めて院内感染に注意すべきであり，標準予防策と接触感染防止対策を行う必要があります．

実践問題4（細菌の特徴と抗菌薬の作用機序）

　86歳の女性．市中肺炎の診断にて，以下の抗菌薬が開始され，入院加療となった．その後，入院時に行われた尿中抗原検査により，レジオネラ陽性が明らかとなった．

処方

1) セフトリアキソン静注用 1 g　1回1バイアル

　　生理食塩水 100 mL

　　　　　　　　　　　　　　　1日2回（点滴時間60分）　末梢より点滴静注

Exercise

Q1- 本症例では処方内容を変更する必要があるが，それはなぜか説明してみよう．

　（設問レベル：★★）

Q2- 本症例では，抗菌薬を何に変更するか？（設問レベル：★★）

Q3- 薬剤変更のほかに，本症例で注意すべきことはあるか？（設問レベル：★★）

Answer

A1−セフトリアキソンはβラクタム系に属するセフェム系抗菌薬の一つです．レジオネラ，マイコプラズマ，クラミジア，リケッチアといった細胞壁をもたない細菌や，細胞内寄生細菌には，細胞壁合成阻害作用をもつβラクタム系抗菌薬は無効のため，変更が必要です．

A2−タンパク質合成阻害作用をもつマクロライド系抗菌薬やテトラサイクリン系抗菌薬，DNA合成阻害作用をもつキノロン系抗菌薬など，レジオネラ陽性の検査結果をもとに細胞壁合成阻害作用とは異なる作用機序をもつ抗菌薬を選択します．

A3−新たに選択した抗菌薬の用法・用量や副作用，相互作用などを確認し，治療効果の評価を主治医と共有しながら，感染症治療に参加しましょう．また，発症した生活環境に応じて肺炎は分類され (**表**)，それぞれ肺炎の分類によって主な検出菌は異なります．したがって，原因微生物を特定する前の抗菌薬選択では，患者が肺炎を発症した環境が重要な情報となるため，ざっくりとでもよいので確認し，どの抗菌薬を選択する必要があるのか考えておきましょう．

表　市中肺炎 (CAP)，医療介護関連肺炎 (NHCAP)，院内肺炎 (HAP) の主な検出菌

	市中肺炎 (CAP)	医療介護関連肺炎 (NHCAP)	院内肺炎 (HAP)
定義	医療機関外で日常生活をしていた健康な人，あるいは重篤な疾患にかかっていない人に生じる肺炎	長期療養型病床群もしくは介護施設に入所中，または介護を必要とする高齢者，身障者に生じる肺炎	入院後，48時間以降に新たに出現した肺炎
主な検出菌 (上から頻度が高い順)	・肺炎球菌 ・インフルエンザ菌 ・黄色ブドウ球菌 ・肺炎桿菌 ・肺炎クラミジア ・肺炎マイコプラズマ ・緑膿菌 ・モラクセラ・カタラーリス ・大腸菌 ・レジオネラ・ニューモフィラ	・肺炎球菌 ・メチシリン耐性黄色ブドウ球菌 (MRSA) ・クレブシエラ属 ・緑膿菌 ・ヘモフィルス属 ・メチシリン感受性黄色ブドウ球菌 (MSSA) ・ストレプトコッカス属 ・肺炎クラミジア ・大腸菌 ・モラクセラ・カタラーリス	・メチシリン耐性黄色ブドウ球菌 (MRSA) ・緑膿菌 ・肺炎球菌 ・メチシリン感受性黄色ブドウ球菌 (MSSA) ・肺炎桿菌 ・インフルエンザ菌 ・ステノトロフォモナス・マルトフィリア ・アシネトバクター属 ・セラチア・マルセッセンス ・エンテロコッカス・フェカーリス

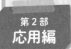

実践問題 5（抗菌薬使用時の菌交代症）

　市中肺炎により入院中の86歳の女性．尿中抗原検査によりレジオネラが原因と判明し，セフトリアキソンから抗菌薬を変更したが，5日目に1日6〜7回程度の下痢を認めるようになった．糞便検体を用いた検査を実施したところ，グルタミン酸脱水素酵素（GDH），CDトキシンともに陽性であり，*Clostridioides difficile* 感染症（CDI）と診断された．

初めの処方

1) セフトリアキソン静注用 1 g　1回1バイアル

　　生理食塩水 100 mL

　　　　　　　　　　　　　　　1日2回（点滴時間60分）　末梢より点滴静注

変更後の処方（現在の処方）

1) レボフロキサシン錠 500 mg　1回1錠

　　　　　　　　　　　　　　　　　　1日1回（朝食後）　7日間

Exercise

Q1- CDIに有効な抗菌薬をあげてみよう．（設問レベル：★）

Q2- CDI治療中に，治療効果・副作用のモニタリングのほかに注意すべきことはあるか？
（設問レベル：★★）

Q3- CDIの発症に注意する必要があるのは，どのような患者か？（設問レベル：★★）

Answer

A1- CDI治療に用いられる抗菌薬には，メトロニダゾール，バンコマイシン，フィダキソマイシンがあります．日本化学療法学会・日本感染症学会による「*Clostridioides (Clostridium) difficile* 感染症診療ガイドライン」では，非重症例，重症例，再発例，難治例など，患者の状況に応じて適した治療薬の選択が推奨されています[1]．なお，再発抑制にはベズロトクスマブ（抗トキシンB抗体）を使用することもあります．

A2- *Clostridioides difficile* は，偏性嫌気性のグラム陽性桿菌であり，院内感染対策を行うべき重要な細菌の一つです．芽胞を有し，アルコールでの消毒は無効であるため，CDIが確定する前であっても，患者さんのベッドサイドを訪れた後には石けんと流水による手洗いを十分に実施しましょう．また，接触感染により伝播しますので，接触感染予防策を行います．安易な抗菌薬の使用は無症候性キャリアを増やすことにつながるため，抗菌薬の適正使用を推進することも重要です．

A3- CDIの発生に注意する必要があるのは，高齢者や抗菌薬の投与歴のある患者です．ほかにも，過去の入院歴，消化管手術歴，慢性腎臓病や炎症性腸疾患などの基礎疾患，経鼻経管栄養の使用歴，制酸薬の使用歴がある患者でも注意が必要です．また，下痢症状を訴える下痢症状の患者で抗菌薬使用歴がある場合には，CDIの検査を考慮することが推奨されています．

文献

1）日本化学療法学会・日本感染症学会 CDI診療ガイドライン作成委員会 編：Clostridioides（Clostridium）difficile 感染症 診療ガイドライン，2018.（日本化学療法学会雑誌，66（6）：645-690, 2018.）

実践問題6（中心静脈カテーテル挿入患者）

　術後に中心静脈栄養を施行中の85歳の女性．手術後3日目に服薬指導のためベッドサイドを訪れたところ，患者より悪寒の訴えがあった．主治医と担当看護師に連絡し，バイタルサインを測定したところ，39℃台の発熱がみられたほか，中心静脈カテーテルの挿入部位に発赤を認めた．

> **処方**
>
> 1）エルネオパ® NF 1号輸液　1回1本
>
> 　　　　　　　　　　　　　　1日2回（12時間ごと）　中心静脈内に持続点滴注入

Exercise

Q1-入院中に新たに発生した感染症が疑われる患者において，まずとるべき行動は何か？
（設問レベル：★★）

Q2-カテーテル関連血流感染と診断された場合，薬物治療はどのように進めていくか説明してみよう．（設問レベル：★★★）

Q3-中心静脈カテーテル挿入患者の経過観察のなかで，注意すべき合併症は何か？
（設問レベル：★★★）

Answer

A1-入院患者に感染症が疑われた場合は，鑑別が必要になります．どの部位に，どの原因菌によって感染症が発症しているのかを特定するために，血液培養〔2セット（4本）〕の実施に向けて抗菌薬を開始する前に血液を採取し，胸部X線検査や尿検査など，疑われる感染症に応じた検査を行う必要があります．また，本症例のようにカテーテル挿入が原因で感染症を起こしている可能性がある場合は，カテ先（カテーテル先端部）を培養検査に提出するほか，カテーテルを抜去できるかなど，患者の状況に応じて対応を考える必要があります．

A2-本症例では，経験的治療（エンピリックセラピー；原因微生物を同定する検査結果が出る前に開始される感染症治療）として，抗MRSA薬（→詳細は「抗菌薬Navi 第3版」p.146参照）に加えて広域スペクトルを有する抗菌薬〔ピペラシリン・タゾバクタム（→同p.20参照），第4世代セファロスポリン系薬（セフェピム；→同p.38参照），カルバペネム系薬（メロペネム，ドリペネム；→同p.57，59参照），キノロン系薬（レボフロキサシン；→同p.99参照）など〕の併用が推奨されます．カテーテル関連血流感染の主な原因菌には，コアグラーゼ陰性黄色ブドウ球菌や，メチシリン耐性黄色ブドウ球菌（MRSA）を含む黄色ブドウ球菌，カンジダ属，エンテロコッカス属，グラム陰性桿菌（大腸菌，エンテロバクター属菌，緑膿菌，クレブシエラ属菌）などがあげられるためです．

　検査により原因菌が判明し，患者の状態がよければ，標的治療（デフィニティブセラピー；検査により原因微生物が同定されたのちに行われる，より抗菌スペクトルの狭い抗菌薬を使用した感染症治療）として，適切な抗菌薬を選択して治療します．

A3-中心静脈カテーテル挿入患者では，眼内炎や感染性心内膜炎に注意が必要です．カテーテル関連血流感染症の主な原因菌にもなるカンジダ属菌は，眼内炎を引き起こす可能性があり，中心静脈カテーテルを挿入している患者さんには眼底検査を受けてもらうなど，常に注意を払いましょう．また，長期間カテーテルが留置されている患者さんでは，感染性心内膜炎も合併しうるため，感染症を疑う所見がみられた際には，感染性心内膜炎を合併していないかについても検査の依頼を検討しましょう．

実践問題7（TDM対象薬が処方されたとき）

　55歳の女性．がん化学療法の施行中に発熱性好中球減少症と診断された．血液培養によりメチシリン耐性黄色ブドウ球菌（MRSA）が同定され，以下の抗菌薬による治療が開始された．

処方

1）バンコマイシン点滴静注用 0.5 g　1回2瓶

　　生理食塩水 100 mL

　　　　　　　　　　　　　　　　　　　　1日2回（12時間ごとに1時間点滴）

Exercise

Q1-TDMの対象となる抗微生物薬には何があるか？（設問レベル：★）

Q2-TDM対象薬が処方された場合，どのような対応を行うか説明してみよう．

　（設問レベル：★★）

Q3-TDM実施中の採血時に，医師や看護師に伝える必要がある情報は何か？

　（設問レベル：★★）

Answer

A1-TDM（therapeutic drug monitoring）の対象となる抗微生物薬には，グリコペプチド系抗菌薬（バンコマイシン，テイコプラニン；→詳細は「抗菌薬Navi 第3版」p.151参照），アミノグリコシド系抗菌薬（アルベカシン，アミカシン，ゲンタマイシンなど；→同p.70，76参照），ボリコナゾール（→同p.227，p.238参照）があります．

A2-TDM対象薬の使用時には，最新のガイドラインに従い適切な用法・用量で投与を開始し，適切なタイミングで採血（血中濃度測定）を行いながら，治療終了まで臨床効果と副作用をモニタリングする必要があります．また，TDMを実施し，投与計画を実施して患者の治療に役立てた場合には，診療報酬として特定薬剤治療管理料を請求しましょう．

　TDMが必要な医薬品の使用方法などについては，日本化学療法学会[1]や日本TDM学会[2]からガイドラインや最新情報，関連書籍などが発表されています．ぜひ，学会会員になり，日ごろから最新情報の入手を心がけましょう．

A3-TDM実施時には，適切な採血管を用いて，適切な部位から，適切なタイミングで採取してもらえるように医療スタッフへの情報提供をしましょう．患者さんから継時的に採血し，検査結果に基づき投与計画を作成・実施するうえで，血中濃度測定の適切な方法が守られていなければ，患者さんへ誤った投与計画に基づいた治療を行うことに繋がりかねません．

　採血は，薬物が投与されているルート側と異なる体幹躯から行います．点滴ルートからの採血はなるべく避ける必要があり，採血が困難でやむを得ずルートからの血液採取を行う場合には事前にフラッシュするなど，点滴ルート内に薬物の残留がないように注意します．また，採血管には血漿分離剤入りのものがありますが，分離剤に吸着されてしまう薬物もあるため，分離は速やかに行います．とくに，TDMにおいて採血タイミングと時間の記録はとても重要ですので，いつ採血したかは必ず正確に伝えてもらうようにしましょう．

文献

1）日本化学療法学会 web サイト（2021年8月閲覧）：http://www.chemotherapy.or.jp
2）日本TDM学会 web サイト（2021年8月閲覧）：https://jstdm.jp

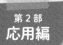
実践問題8（耐性菌患者への対処法）

　　高齢者施設に入所中の90歳の女性．肺炎で療養型病院への入退院を繰り返していた．今回，喀痰の量が多く呼吸苦が現れたため，当院救急外来に搬送された．グラム染色や培養検査のための検体提出後に，まず，以下の抗菌薬が投与されることとなった．入院後3日目に喀痰から多剤耐性緑膿菌が検出された．

処方

1）メロペネム点滴静注用 0.5 g　1回2バイアル
　　生理食塩水 100 mL

　　　　　　　　　　　　　　　　　1日3回（8時間ごとに1時間点滴静注）

➤ Exercise

Q1－耐性菌が検出された場合，どのように対処を行うか？（設問レベル：★★）

Q2－耐性菌感染症の治療に用いられる抗菌薬には何があるか？（設問レベル：★★）

Q3－耐性菌感染症を防ぐにはどうすればよいか説明してみよう．（設問レベル：★★）

Answer

A1 – 耐性菌が検出された場合，感染症法に基づき保健所に届け出なくてはなりません．あわせて，他の患者に伝播しないよう感染対策を講じる必要があります．厚生労働省のwebサイト[1]にまとめられた情報を事前に確認しておきましょう．なお，今回は，多剤耐性緑膿菌感染症であり，国が発生動向調査を行う5類感染症に定められているため，基幹定点医療機関（全国約500ヵ所，病床数300以上の医療機関）が月単位で報告する必要があります．また，感染対策としては，標準予防策に加え，接触感染予防策を行います．患者さんは個室管理が望ましく，医療者が感染を媒介しないための入退室時の手指衛生だけでなく，服薬指導の際は最後に訪床するなど，他の患者さんへ伝播させないような注意・工夫を行いましょう．

A2 – 多剤耐性緑膿菌に使用可能な抗菌薬には，コリスチンがあります．さらに，チェッカーボード法（効果をもつ抗菌薬を探索するための *in vitro* の評価法）により併用できる薬剤を確認して，複数の抗菌薬を組み合わせて治療に用いる場合もあります．

　なお，緑膿菌には無効ですが，耐性グラム陰性菌感染症に対しては，チゲサイクリン（「抗菌薬Navi 第3版」p.131参照）が用いられることもあります．ただし，抗MRSA薬（→同p.146参照）など，耐性菌感染症に使用できる抗菌薬は，各医療機関で届出や許可を必要とする運用をとっている場合もありますので，あらかじめ確認しておきましょう．

A3 – 耐性菌感染症を防ぐためには，日ごろから，抗菌薬の適正な使用を支援する働きかけ（antimicrobial stewardship）や，感染症の伝播抑制や予防（infection control and prevention）が求められます．抗菌薬の使用と薬剤耐性の出現には関連があり，とくに，不適切な使用（不必要な患者への使用や，広域スペクトルをもつ抗菌薬の濫用，抗菌薬の過少投与，長期投与）により耐性菌が出現・選択されると指摘されています．また，医療機関などの施設内では，耐性菌感染症を発症した患者さんから他の患者さんへ感染が伝播する可能性もあります．そのため，医療機関内では耐性菌感染症の予防を実行する医療チーム〔ICT（infection control team），AST（antimicrobial stewardship team）〕を構成し，薬剤師もチームの一員として活躍することが期待されています．

文献
1）厚生労働省：感染症法に基づく医師の届出のお願い（2021年8月閲覧）.
　　https://www.mhlw.go.jp/stf/seisakunitsuite/bunya/kenkou_iryou/kenkou/kekkaku-kansenshou/kek-kaku-kansenshou11/01.html

実践問題9（PK/PD理論を考慮した抗菌薬の選択）

　以下の症例情報を確認し，次頁の設問のなかで本症例において適切だと思われるものを選択しましょう．

　65歳，男性．身長170 cm，体重60 kg．

　9月X日9時ごろ，畑仕事中に眩暈を感じて自宅に戻る．家族が異変を感じ，体温を測ると37.9℃であった．X日21時には体温が38.5℃に上昇し，呼びかけてもいつもと比べて反応が悪いことから家族が救急要請し，当院に搬送された．

　到着後，敗血症疑いにて血液培養2セット，尿培養を実施したうえで，メロペネム1.0 g×2回で治療を開始した．血液培養では，開始約12時間後の中間報告により，1セットから黄色ブドウ球菌疑いであることが判明した．最終的な報告として，血液培養2セットからMRSA，1セットから*E.coli*（ESBL）であることが判明した．

患者情報

既往歴　高血圧，2型糖尿病，アトピー性皮膚炎

家族歴　父親が肺癌

嗜　好　喫煙：20歳から10本/日×45年，飲酒：缶ビール350 mL×2本/日

使用薬　メトホルミン，ボグリボース，カンデサルタンシレキセチル，ニフェジピン

副作用・アレルギー歴　ランソプラゾールで血小板減少症

検査値

意識レベル　JCS：I-1

バイタルサイン　血圧：98/70 mmHg，心拍数：100/分，呼吸数：23/分，体温：38.0℃，SpO_2：98%（酸素2 L/分投与下）

血液検査　白血球数：15,500/μL，好中球：87.0%，CRP：9.5 mg/dL，AST：32 U/L，ALT：35 U/L，血清Cr：0.9 mg/dL，BUN：20 mg/dL，eGFR：65.7 mL/分/1.73 m^2

診断結果

MRSA菌血症

E.coli（ESBL）菌血症

計画

- MRSAに対するバンコマイシンのTDM設計を薬剤師に依頼する
- *E.coli*（ESBL）に対するメロペネムの用法・用量を再検討する

Exercise

Q1- 次の抗菌薬の投与計画に関する記述のうち，正しいものはどれか？（設問レベル：★★）

❶ 薬物動態 (PK) パラメーターとして，最少発育阻止濃度 (MIC) がある．

❷ 薬力学的 (PD) パラメーターとして，time above MIC (TAM) がある．

❸ 時間依存性薬物の用量を増加する場合には，PK/PD理論より，1回あたりの投与量を増やし，投与間隔を延ばすことが望ましい．

❹ 濃度依存性薬物のPK/PDパラメーターとして，最高血中濃度 (C_{max}) をMICで除した C_{max}/MICがある．

Q2- バンコマイシンの投与方法として，「抗菌薬TDMガイドライン」で推奨されているものはどれか？（設問レベル：★★）

❶ eGFR値が90〜120の成人 (体重60 kg) の場合，初回のみ1回1,500 mgを1時間点滴，2回目以降は1回750 mgを1日2回，1回に1時間かけて点滴投与する．

❷ eGFR値が90〜120の成人 (体重60 kg) の場合，初回のみ1回1,500 mgを2時間点滴，2回目以降は1回750 mgを1日2回，1回に1時間かけて点滴投与する．

❸ 添付文書を参考に，1回500 mgを1日4回投与する．

❹ 本症例 (eGFR値が60〜80) の場合，年齢と腎機能を考慮して，1回1,000 mg×1日1回投与を継続する．

Q3- メロペネム使用時のPK/PD理論に関して，次の選択肢のなかから正しいものを2つ選べ．（設問レベル：★★）

❶ メロペネムの作用は濃度依存性であるため，1回3 g，1日1回投与する．

❷ メロペネムの作用は時間依存性であるため，1回1 g，1日3回投与する．

❸ 関連するPK/PDパラメーターはAUC/MICである．

❹ 関連するPK/PDパラメーターはtime above MIC (TAM) である．

Answer

A1-❹

　PK（pharmacokinetics）は「薬物動態」を意味し，薬物の投与量・投与方法と生体内薬物濃度・時間推移の関係を表します．主に，血中濃度推移や血中濃度半減期などが薬物動態の指標となります．一方，PD（pharmacodynamics）は「薬力学」を意味し，曝露した薬物濃度と薬効強度の関係を表し，主に抗菌薬の有効性・安全性を示します．

- PKパラメーター：C_{max}（最高血中濃度），$t_{1/2}$（消失半減期），AUC（血中濃度−時間曲線下面積），trough（トラフ値）
- PDパラメーター：MIC（最小発育阻止濃度），MIC90（90％の菌株の発育を阻止したMIC），MIC80，MIC50，MBC（最小殺菌濃度），PAE（post-antibiotic effect）
- PK/PDパラメーター：AUC/MIC，C_{max}/MIC，time above MIC（TAM，％ T>MIC）

A2-❷

　バンコマイシン（VCM）には，腎機能別の体重換算による投与設計法があります[1]．また，目標トラフ値を速やかに達成させるために，初回の負荷投与が重要です．

　VCMの副作用にレッドマン症候群があり，VCM急速静注により惹起されるヒスタミン遊離で生じる，顔，首，上部胴体のピリピリ感，紅潮を特徴とします．VCMを1gに対し1時間を超える点滴時間が必要であり，1g以上の場合は500mgあたり30分以上をめやすに投与時間を延長することが必要です．

A3-❷，❹

　メロペネム（MEPM）を含むβラクタム系抗菌薬のPK/PDパラメーターはtime above MICであり，病巣内において薬剤の濃度がMICを超える持続時間が長いほど臨床効果は高くなります．なお，βラクタム系抗菌薬の半減期はおおよそ1時間程度であるため，投与量を分割することで，効果が増強されます．したがって，βラクタム系抗菌薬では，1回量を多くするより，1日量を分割投与する方法が推奨されます．

　また，％ T>MICを高く保つ方法の一つに，点滴時間の延長があります．免疫不全患者へMEPMを投与する場合は，点滴時間を2〜3時間に延長することを検討します．

文献

1）日本化学療法学会・日本TDM学会 日本化学療法学会抗菌薬TDMガイドライン作成委員会：抗菌薬TDMガイドライン改訂版, 2016.

実践問題 **10**（誤嚥性肺炎の抗菌化学療法）

　以下の症例情報を確認し，次頁の設問のなかで本症例において適切だと思われるものを選択しましょう．

　85歳，男性．身長160 cm，体重70 kg.

　12月X日未明，就寝中に咳と発熱を自覚し起床．体温を測ると38.5℃であった．この2日前から咳と微熱があり，市販の解熱鎮痛剤を服用して様子をみていた．この日も市販薬を服用して就寝したものの，症状の改善はなかった．

　最近，食事の際によくムセることを家族から心配されており，発熱の原因は肺炎ではないかと不安になったため，当院を受診した．

患者情報

既往歴　高血圧，アテローム性脳梗塞

家族歴　特になし

嗜　好　喫煙：20歳から35本×25年・45歳で禁煙，飲酒：機会飲酒

使用薬　アムロジピン，クロピドグレル

副作用・アレルギー歴　なし

検査値

意識レベル　JCS：I-1

バイタルサイン　血圧：130/70 mmHg，心拍数：75/分，呼吸数：23/分，体温：38.0℃，SPO_2：98%（酸素投与2 L/分）

胸部聴診　ラ音（副雑音）あり

胸部X線　右上葉に浸潤影

血液検査　白血球数：12,000/μL，好中球：87.0%，CRP：7.5 mg/dL，AST：25 U/L，ALT：30 U/L，γ-GTP：25 U/L，血清Cr：1.5 mg/dL，BUN：15 mg/dL

診断結果

誤嚥性肺炎の疑い

計画

● 入院加療

● フィーバーワークアップ（原因不明の発熱に対して行う一連の検査）を実施する

● 抗菌化学療法を開始する

Exercise

Q1–抗菌薬の投与前に行う検査で，次のうち間違っているのはどれか？（設問レベル：★）

❶ 髄液検査

❷ 血液培養2セット

❸ 尿培養・尿検査

❹ 喀痰培養

Q2–誤嚥性肺炎の原因として，頻度が低い微生物は次のうちどれか？（設問レベル：★）

❶ *Streptococcus pneumoniae*

❷ *Klebsiella pneumoniae*

❸ *Escherichia coli*

❹ *Clostridium perfringens*

Q3–誤嚥性肺炎に対して選択すべき抗菌薬は，次のうちどれか？（設問レベル：★★）

❶ メロペネム

❷ スルバクタム・アンピシリン

❸ ミカファンギン

❹ バンコマイシン

Answer

A1-❶

　誤嚥性肺炎は，日常生活動作（ADL）や全身機能が低下している患者に認められやすい肺炎で，高齢者の食事摂取に関連して発症するとされています．

　発熱を鑑別するうえで，特に頻度の高い感染症として，肺炎，腎盂腎炎，血管内カテーテル関連感染，*Clostridioides difficile*腸炎，手術部位感染があげられます．それらを鑑別するためのワークアップ（一連の検査）として，血液培養2セット，尿培養・尿検査，胸部X線検査があり，そのほか，局所症状に応じて喀痰培養，髄液検査，CDトキシン検査などを追加します．本症例では高齢者の誤嚥性肺炎が疑われていますが，初期の段階では敗血症および尿路感染症も否定できない状況であるため，抗菌薬投与前に血液培養2セット，尿培養・尿検査および喀痰培養を実施します．

A2-❹

　誤嚥性肺炎の原因微生物には，肺炎レンサ球菌（*Streptococcus pneumoniae*），黄色ブドウ球菌のほか，肺炎桿菌（*Klebsiella pneumoniae*）や口腔内常在菌である*Streptococcus anginosus*などの嫌気性菌があります．さらに，院内発症ならば，緑膿菌も含めたグラム陰性桿菌まで想定すべきであり，大腸菌（*Escherichia coli*），*Klebsiella*属，*Proteus*属に関してはESBL産生株についても考慮する必要があります．

A3-❷

　「成人肺炎診療ガイドライン」[1]に示された重症度分類（A-DROPシステム）では，市中肺炎は軽症から超重症までの4段階に分類されます．本症例は，「年齢（A）」「脱水（D）」「酸素飽和度（R）」「意識変容（O）」「血圧（P）」の評価基準のうち「A」のみ該当するため中等症に分類され，外来または入院による治療が選択されます．推測される原因微生物は**A2**の解説のとおりであり，特に口腔内嫌気性菌の可能性が高いことから「JAID/JSC感染症ガイド2019」[2]では，スルバクタム・アンピシリンが第一選択薬です．高度の腎障害がなければ，用法・用量は1回1.5～3g・1日3～4回で治療します．

文献

1）日本呼吸器学会 編：成人肺炎診療ガイドライン2017, メディカルレビュー, 2017.
2）日本感染症学会・日本化学療法学会 JAID/JSC感染症治療ガイド・ガイドライン作成委員会：JAID/JSC感染症治療ガイド2019, ライフサイエンス出版, 2019.

実践問題11（食中毒の原因推定と対応）

　以下の症例情報を確認し，次頁の設問のなかで本症例において適切だと思われるものを選択しましょう．

　21歳，女性．身長165 cm，体重47 kg.

　3日前（5月3日）に友達8人と河川敷でバーベキューをした．バーベキューの準備のため，当日の午前中にスーパーマーケットで牛肉や豚肉などを購入した．天気もよく，河川敷では飲酒をしながら食事をした．肉のほか，焼きそばも焼いてみんなで食べた．ただ，肉の焼き具合は若干レアだったかもしれない．まだ，気温もそれほど高くなかったため，当日は川には入っていない．そのほか，虫さされや石で怪我をした記憶もない．

　今朝，起床後から37.8℃の発熱と腹痛・下痢（午前中で5回）がみられため受診した．

患者情報

既往歴　なし

家族歴　なし

嗜　好　喫煙：なし，飲酒：機会飲酒

使用薬　なし

副作用・アレルギー歴　なし

検査値

意識レベル　JCS：0

バイタルサイン　血圧：112/73 mmHg，心拍数：75/分，呼吸数：16/分，体温：38.5℃

血液検査　白血球数：9,800/μL，好中球：79%，赤血球数：$410 \times 10^4/\mu$L，血小板：168,000/μL，ALT：55 U/L，AST：43 U/L，CRP：3.81 mg/dL

診断結果

食中毒

計画

● 培養検査（便培養，血液培養）を行う

● 抗菌薬を選択する

● 感染対策について患者に指導する

Exercise

Q1-焼き肉・バーベキューを原因とする食中毒の原因微生物として，次のうち最も可能性が低いものはどれか？（設問レベル：★★）

❶ 腸管出血性大腸菌

❷ サルモネラ属菌

❸ カンピロバクター

❹ *Clostridioides difficile*

Q2-腸管出血性大腸菌が便培養で検出された場合の治療で，次のうち誤っているものはどれか？（設問レベル：★★）

❶ レボフロキサシン (1回500 mg・1日1回・3日間経口投与)

❷ ホスホマイシン (1回500 mg・1日4回・3日間経口投与)

❸ クラブラン酸・アモキシシリン (1回250 mg・1日3回・3日間経口投与)

❹ 抗菌薬は投与しない

Q3-腸管出血性大腸菌感染症は感染症法に基づく届け出において，何類感染症に指定されているか，また，届出するタイミングとあわせて，次のなかから正しいものを選択せよ．（設問レベル：★★）

❶ 第3類感染症：7日以内に届け出が必要

❷ 第3類感染症：ただちに届け出が必要

❸ 第4類感染症：7日以内に届け出が必要

❹ 第4類感染症：ただちに届け出が必要

Answer

A1-❹

　食肉による食中毒としては，次の病原微生物が原因にあげられます．① 腸管出血性大腸菌(牛)，② サルモネラ属菌(牛，豚，羊，鶏)，③ カンピロバクター(牛，豚，鶏)，④ リステリア・モノサイトゲネス (牛，豚，鶏)，⑤ E型肝炎ウイルス (豚，イノシシ，シカ)．食中毒の治療時は，食した肉の種類を特定することで，原因微生物を推定することもできます．

A2-❸

　腸管出血性大腸菌が便培養で検出された場合の抗菌薬投与については，賛否両論あるのが実情です．わが国では抗菌薬投与に肯定的な意見が多いのに対して，欧米では否定的な意見が多くみられます．これは，抗菌薬投与により溶血性尿毒症症候群 (HUS；大腸菌のベロ毒素により，下痢症状とともに生じる，溶血性貧血，血小板減少，急性腎不全を主な特徴とする症候群) の発症が誘発されている可能性をふまえての意見ですが，それだけでは，一概に禁忌とするまでの根拠には乏しいと考えられます．

　なお，投与する場合は，症状が現れてから早い時期に抗菌薬を使用することでHUSの発症率が低下する可能性があるため，消化器症状の出現から3日以内の早期に開始することが望ましいとされています．

A3-❷

　腸管出血性大腸菌感染症は感染症法に基づき，「第3類感染症：ただちに届け出が必要」な感染症に分類されています．次の特定の検査法により同定された場合に，腸管出血性大腸菌感染症に該当することを押さえておきましょう．
・**検体として糞便を使用した場合**：分離・同定による病原体の検出，かつ，分離菌における，① 毒素産生の確認，② PCR法などによる毒素遺伝子の検出，いずれかによるベロ毒素の確認．または，ベロ毒素の検出 (HUS発症例に限る)．
・**検体として血清を使用した場合**：O抗原凝集抗体または抗ベロ毒素抗体の検出 (HUS発症例に限る)．

実践問題12（細菌性髄膜炎の治療と予防）

　以下の症例情報を確認し，次頁の設問のなかで本症例において適切だと思われるものを選択しましょう．

　42歳，男性．身長168 cm，体重55 kg．

　1週間くらい前から感冒症状が出現していた．会社の近くのクリニックを受診したところ，レボフロキサシンが処方された．しかし，3日間服用したが改善傾向がなく，症状を我慢しながら通勤していた．4日目の帰宅後から頭痛がひどくなり，意識障害が生じたため，家族が救急要請した．

　ER到着後の診察では，意識障害，発熱と項部硬直を認め，髄膜炎が強く疑われた．そこで，採血検査に加え，頭部CT検査，尿中肺炎球菌およびレジオネラ抗原の検査が実施された．頭部CT検査では特に異常を示す所見はなく，尿中抗原検査では肺炎球菌が陽性となった．また，細菌性髄膜炎の原因菌を確認する目的で，髄液検査も実施された．検査の結果，微生物検査科より肺炎球菌の疑いが強いとの報告を受けた．

患者情報

既往歴　高尿酸血症

家族歴　なし

嗜　好　喫煙：10本/日×20年，飲酒：機会飲酒

使用薬　アロプリノール

副作用・アレルギー歴　なし

検査値

意識レベル　JCS：II-20

バイタルサイン　血圧：110/77 mmHg，心拍数：68/分，体温：38.3℃

血液検査　白血球数：21,000/μL，好中球：81.0％，赤血球数：445×10^4/μL，血小板：195,000/μL，ALT：15 U/L，AST：16 U/L，CRP：20.6 mg/dL

感染症検査　肺炎球菌尿中抗原：陽性，髄液所見：混濁，髄液白血球：105,000/μL，髄液糖：9.6 mg/dL，髄液蛋白：165 mg/dL，髄液初圧：224 mmCSF

診断結果

肺炎球菌性髄膜炎

計画

● 肺炎球菌性髄膜炎に対する抗菌化学療法を開始する

Exercise

Q1-「細菌性髄膜炎診療ガイドライン2014」で示された，日本における年齢別の細菌性髄膜炎の主要原因菌上位2菌種について，次のうち誤っているものはどれか？
（設問レベル：★★）

❶ 1ヵ月未満：B群レンサ球菌，大腸菌

❷ 1〜3ヵ月：B群レンサ球菌，インフルエンザ菌

❸ 4ヵ月〜5歳：肺炎球菌，インフルエンザ菌

❹ 6〜49歳：髄膜炎菌，肺炎球菌

❺ 50歳以上：肺炎球菌，B群レンサ球菌

Q2-本症例の肺炎球菌性髄膜炎において，推奨されている抗菌化学療法の選択で誤っているものはどれか，次のなかから選べ．なお，肺炎球菌における新たなペニシリン感受性判定基準（CLSI）では，ペニシリンG（非経口）のMICは0.06 μg/mL以下とする．
（設問レベル：★★）

❶ アンピシリン

❷ セフトリアキソン

❸ クリンダマイシン

❹ ペニシリンG

Q3-小児の細菌性髄膜炎を予防するために推奨されているワクチンとして誤っているものを，次のなかから2つ選択せよ．（設問レベル：★）

❶ 肺炎球菌ワクチン

❷ B型肝炎ウイルスワクチン

❸ ヘモフィルス・インフルエンザ菌b型（Hib）ワクチン

❹ ヒトパピローマウイルスワクチン

Answer

A1-❹

6～49歳で生じる細菌性髄膜炎の原因菌は，「約60～70％は肺炎球菌，残りの10％はインフルエンザ菌」とされています[1]．

A2-❸

抗菌薬を選択する場合に必要な情報に，① 感染臓器，② 原因菌，③ 薬剤の組織移行性があります．本症例では，感染臓器は中枢神経系であるほか，原因微生物が肺炎球菌と特定されています．中枢神経系は抗菌薬の移行性が悪いため，髄液移行性がより高い抗菌薬を選択しなくてはなりません．肺炎球菌による髄膜炎の場合，ペニシリン（ペニシリンG；PCG），アンピシリン（ABPC），セフトリアキソン（CTRX），セフォタキシム（CTX），メロペネム（MEPM），バンコマイシン（VCM）が選択されます．なお，本症例はPCGに感受性をもつため，PCG：400万単位×6回/日，またはABPC：2g×3～6回/日が推奨されます．

肺炎球菌に対するペニシリンのブレイクポイント（MICの閾値）は，髄膜炎以外では「感受性あり：≦2 μg/mL，中間：4 μg/mL，耐性：≧8 μg/mL」とされ，髄膜炎では「感受性あり：≦0.06 μg/mL，中間：－，耐性：≧0.12 μg/mL」とされます．

A3-❷，❹

わが国では細菌性髄膜炎予防として，① ヘモフィルス・インフルエンザ菌b型（Hib）ワクチン，② 結合型肺炎球菌ワクチンが使用可能です．

Hibは乳幼児のうち2～3％の上咽頭に常在し，5歳未満で髄膜炎を引き起こす可能性が高い微生物です．発症した場合，30％近くに後遺症がのこり，5％近くの死亡率を示します．Hibワクチン接種は99％以上の有効性を示します．

結合型肺炎球菌ワクチンは，乳幼児のうち20～90％の割合で上咽頭に常在している肺炎球菌を対象にしたワクチンです．肺炎球菌により菌血症となった場合，細菌性髄膜炎，心内膜炎，関節炎などの侵襲性肺炎球菌感染症を引き起こします．

文献

1) 「細菌性髄膜炎診療ガイドライン」作成委員会 編：細菌性髄膜炎診療ガイドライン2014（日本神経学会，日本神経治療学会，日本神経感染症学会 監修），南江堂，2014.

実践問題 13（敗血症の診断と治療）

　以下の症例情報を確認し，次頁の設問のなかで本症例において適切だと思われるものを選択しましょう．

　69歳，男性．身長170 cm，体重78 kg.

　数日前から咳が出始めた．職業はタクシードライバーであり，仕事中に咳をするとお客さんに嫌がられると思い，2日前から仕事は休んでいた．

　来院当日は，20時ごろに入浴．しかし，なかなか出てこなかったために妻が確認すると，浴槽内で目を閉じており，呼びかけても返事がなかったため，お風呂から連れ出した．やっとの思いで居間まで連れ出し，服を着せたが，やはり，呼びかけに対して反応はあるもののいつもと様子が違うため，怖くなって救急要請した．

患者情報

既往歴　高血圧症，高脂血症，高尿酸血症

家族歴　なし

嗜　好　喫煙：20本/日×40年，飲酒：日本酒2合/日

使用薬　アムロジピン，エゼチミブ/ロスバスタチン，フェブキソスタット

副作用・アレルギー歴　なし

検査値

意識レベル　JCS：Ⅱ-10

バイタルサイン　血圧：135/77 mmHg，心拍数：96/分，呼吸数：24/分，体温：38.5℃，SpO_2：96％

血液検査　白血球数：16,520/μL，好中球：81％，赤血球数：410×10^4/μL，血小板：58,000/μL，ALT：45 U/L，AST：101 U/L，CRP：18.6 mg/dL

診断結果

敗血症の疑い

計画

● 培養検査（血液培養，尿培養，喀痰培養）を行う

● 敗血症の精査を行う

● 入院管理（一般病棟）で治療・経過観察を行う

Exercise

Q1- 敗血症を疑った場合に実施される qSOFA スコア (quick SOFA スコア) の基準で, 本症例を評価した場合に, 誤っているものは次のうちどれか? (設問レベル：★★)

❶ CRP 値が 18.6 mg/dL と正常範囲上限を上回るため, 敗血症を疑うと判断した.

❷ 収縮期血圧が 135 mmHg であり, 敗血症を疑う条件に当てはまらないと判断した.

❸ 呼吸数が 24 /分であるため, 敗血症を疑うと判断した.

❹ 意識状態が JCS (Japan Coma Scale) でⅡ-10 であるため, 敗血症を疑うと判断した.

Q2- 敗血症を疑った場合に実施される血液培養について, 次のうち正しいものはどれか? (設問レベル：★★)

❶ 速やかに抗菌薬を投与したのち, 血液培養を実施する.

❷ 血液培養は 1 セット実施すれば十分である.

❸ 血液培養は 2 セット (必要時は 3 セット) 実施する必要がある.

❹ 血液培養を 2 セット実施する場合, 2 回針を刺すことは患者の負担があるために, 同じ場所から針は刺したままで 2 セット分の血液を採取すればよい.

Q3- 敗血症を疑った場合の抗菌薬の選択において, 次のなかから正しくないと思われるものを選択せよ. (設問レベル：★★★)

❶ 初期治療の段階では原因微生物の特定が困難であるため, 敗血症が疑われる場合は全例で, グラム陽性菌, 陰性菌および真菌をカバーした治療を開始すべきである.

❷ 患者の状態から感染臓器を推定し, 臓器特有の微生物に対する抗菌薬を選択する.

❸ 採取した血液培養 2 セットから, 原因微生物として黄色ブドウ球菌が疑われるという中間報告があった場合, 菌名が確定するまでセファゾリンとバンコマイシンを併用することは間違いではない.

❹ 黄色ブドウ球菌による菌血症の場合, 非複雑性ならば, 血液培養の陰性化を確認から 14 日間の経静脈的抗菌薬投与を考慮する.

Answer

A1-❶

　敗血症とは，感染症に対する宿主生体反応の調節不全により，生命を脅かす臓器障害を呈する病態と定義されます．診断基準には，ICU入室患者にはSOFAスコア，ICU以外で治療中の患者にはqSOFAスコア (quick SOFAスコア) を用います[1]．qSOFAスコアの評価項目は，① 意識レベル低下 [GCS (Glasgow Coma Scale) <15]，② 呼吸数≧22/分，③ 収縮期血圧≦100 mmHgであり，2点以上で敗血症を疑います．

A2-❸

　敗血症を疑った場合，特に患者がショック状態に陥っている場合では，発症から抗菌薬投与までの時間経過が長いほど生存率が下がるため，速やかな原因微生物の特定と抗菌薬投与が必要です．血液培養には，抗菌薬投与前に2セット (場合により3セット) 採血することが重要です．患者の負担は増えますが，異なる部位から採取した複数の検体を使用することで，検出感度の向上とコンタミネーションの有無の判断が可能です．

A3-❶

　敗血症が疑われる症例への抗菌薬選択では，① 患者状態，② 感染臓器，③ 臓器特有の微生物，④ 抗菌薬の順に検討します．原因微生物が不明な状態で，常に，グラム陽性菌，陰性菌および真菌をすべてカバーする必要はなく，症例ごとに決定します．

　また，黄色ブドウ球菌疑いの中間報告があった場合，原因菌名が確定するまでセファゾリンとバンコマイシンを併用する妥当性は，各施設・地域で検出されるメチシリン耐性黄色ブドウ球菌 (MRSA) の割合から検討します．また，メチシリン感受性黄色ブドウ球菌 (MSSA) を対象とした初期治療の成績はバンコマイシンの方が劣るため，重症感染症であればセファゾリン＋バンコマイシン併用を推奨するとの報告もあります[2]．

　なお，① 抗菌薬開始・感染源除去後48時間以内に解熱，② 抗菌薬開始後2〜4日後の血液培養が陰性，③ 感染性心内膜炎を疑うような所見がない，④ 人工弁や血管グラフトがない，⑤ 遠隔病変がない黄色ブドウ球菌菌血症ならば，血液培養陰性から14日間の経静脈的抗菌薬投与が推奨されています[3]．

文献
1) Singer M, et al：JAMA, 315 (8)：801-810, 2016.
2) McConeghy KW, et al：Clin Infect Dis, 57 (12)：1760-1765, 2013.
3) UPToDate® Topic 2134 Version 29.0

実践問題 14（壊死性筋膜炎の評価と治療）

　以下の症例情報を確認し，次頁の設問のなかで本症例において適切だと思われるものを選択しましょう．

　65歳，女性．身長144 cm，体重60 kg.

　3日前より，左下腿が腫れているような違和感があった．昨日になって患部の腫れと疼痛および熱感が生じ，部分的に紫斑がみられた．来院当日は，夕食をとり入浴後，「何かおかしい」と夫に伝えて以降，本人にははっきりした記憶がない．いつもと様子が異なり，意識状態も悪いことが怖くなり，患者の夫が救急車を要請した．

　患者本人は過去にはこのような経験をしたことがなく，病院にはインフルエンザにかかった5年くらい前に行った程度で，ふだんは特に異常を感じたことがなかった．

患者情報

既往歴　特になし

家族歴　なし

嗜　好　喫煙：なし，飲酒：機会飲酒

使用薬　サプリメント

副作用・アレルギー歴　なし

検査値

意識レベル　JCS：Ⅱ-10

バイタルサイン　血圧：88/65 mmHg，心拍数：130/分，体温：35.3℃

血液検査　白血球数：16,800/μL，好中球：85.0％，赤血球数：410×10^4/μL，Hb：13.5 g/dL，血小板：65,000/μL，ALT：32 U/L，AST：25 U/L，CRP：18.6 mg/dL

診断結果

皮膚軟部組織感染症（壊死性筋膜炎/劇症型レンサ球菌感染症の疑い）

計画

● 創部デブリードマン（外科的な感染・壊死組織の除去）を行う

● 創部培養を行う

● 血液培養を行う

● MRI検査を行う

Exercise

Q1-壊死性筋膜炎が疑われる症例の評価指標としてLRINECスコアがある．次のうち，評価内容に関して誤っているものを選択せよ．（設問レベル：★★）

❶ 評価項目に，① CRP，② 白血球数，③ Hb，④ 血清Na，⑤ 血清Cr，⑥ 血糖がある．

❷ LRINECスコアの最大スコアは13点である．

❸ LRINECスコアが7点以上で壊死性筋膜炎を疑う．

❹ RINECスコアの感度は92%，特異度は96%と，有用性が高い．

Q2-本症例では，治療開始にあたり創部培養および血液培養を提出した．初期の抗菌薬の選択として推奨されないものを選択せよ．（設問レベル：★★★）

❶ メロペネム（1回1 g，1日3回）＋クリンダマイシン（1回600 mg，1日4回）

❷ イミペネム・シラスタチン（1回1 g，1日3回）＋クリンダマイシン（1回600 mg，1日4回）

❸ ドリペネム（1回1 g，1日3回）＋クリンダマイシン（1回600 mg，1日4回）

❹ ダプトマイシン（1回350 mg，1日1回）＋クリンダマイシン（1回600 mg，1日4回）

Q3-本症例の創部培養の結果，*Streptococcus pyogenes*が検出されたとの報告を受けた．このとき，抗菌薬の選択として推奨されないものを2つ選択せよ．
（設問レベル：★★★）

❶ ペニシリンG（1回400万単位，1日6回）＋クリンダマイシン（1回600 mg，1日4回）

❷ ビクシリン（1回2 g，1日4回）＋クリンダマイシン（1回600 mg，1日4回）

❸ クリンダマイシン（1回600 mg，1日4回）

❹ ダプトマイシン（1回350 mg，1日1回）

Answer

A1-❸

壊死性筋膜炎とは浅層筋膜（真皮の下，皮下組織のなかにある筋膜）に急速に壊死が拡大する感染症です．切創や外傷，虫刺され，注射や熱傷などを契機に発症し，進行すると重篤な敗血症を来して予後不良となる場合もあります．A群/G群溶血性レンサ球菌やAeromonas属（エロモナス）などが原因菌となるほか，*Vibrio vulnificus*が原因菌となる場合があります．いずれにせよ，壊死性筋膜炎は急速な状態の悪化を来す感染症であるため，早期診断および早期治療の開始が重要です．

壊死性筋膜炎が疑われる症例の評価指標として，LRINEC（laboratory risk indicator for necrotizing fasciitis）スコアがあります．LRINECスコアの評価項目には，血液検査で確認できる，CRP（C-reactive protein），白血球値（WBC），ヘモグロビン値（Hb），血清ナトリウム値（血清Na），血清クレアチニン値（血清Cr），血糖値が含まれます（p.154，**表**）．最大スコア13点中，6点を超えると壊死性筋膜炎を疑います．

A2-❹

壊死性筋膜炎の原因菌として，A群溶血性レンサ球菌や嫌気性菌（*Bacterioides fragilis*, *Peptostreptococcus anaerobius*など）が考えられます．さらに，皮下にガス像を認めることがあるウェルシュ菌（*Clostridium perfringens*）なども含め，治療初期には多くの原因菌を想定する必要があります．

本症例では，過去の治療歴やメチシリン耐性黄色ブドウ球菌（MRSA）の検出歴がないため，治療初期に抗MRSA薬を使用することは控えましょう．

A3-❸, ❹

培養および感受性試験の結果をもとに抗菌薬を選択します．本症例ではA群溶血レンサ球菌（*Streptococcus pyogenes*）が検出されたことから，第一選択薬としてペニシリン系抗菌薬が推奨されます．なお，ペニシリンGを使用する場合には，100万単位あたり1.53 mEqのカリウムが含まれていることに注意しましょう．クリンダマイシンはA群溶血レンサ球菌が産生する毒素を抑制する目的で併用されるため，感受性試験の結果とは無関係に用いられます．長期使用による下痢の副作用には注意をしておきましょう．

表　LRINECスコアの評価項目および各点数

項目	検査結果	点数〔点〕
CRP	≧15 mg/dL	4
WBC	≧15,000/μL	1
	≧25,000/μL	2
Hb	<13.5 g/dL	1
	<11.0 g/dL	2
血清Na	<135 mEq/L	2
血清Cr	>1.59 mg/dL	2
血糖	>180 mg/dL	1

スコアによる対応の一例（参考）として，5点以下の場合は，壊死性筋膜炎の可能性は低いため，抗生投与にて経過観察を行う．6〜7点では，壊死性筋膜炎が疑われる状態のため，試験穿刺もしくは小切開を行い，グラム染色を行う．また，検査結果が陽性の場合は，手術が必要となる．一方，陰性の場合は抗菌薬を投与のうえ経過観察することも可能．8点以上になると，壊死性筋膜炎の可能性が高いため，すみやかに手術が必要となる．

実践問題 15（*Clostridioides difficile*感染症）

　以下の症例情報を確認し，次頁の設問のなかで本症例において適切だと思われるものを選択しましょう．

　78歳，女性．身長143 cm，体重42 kg．ADL：自立，食事：常食全量．

　腎盂腎炎にて入院中，血液培養2セットから大腸菌（*E.coli*）が検出され，セフォチアムを1.0 g×1日3回投与されていた．抗菌薬による治療開始により4日目には解熱および臨床症状の改善がみられ，さらに2日後の週末には退院も検討されていた．

　ところが，5日目に1日5回の下痢（ブリストル・スケールでタイプ5）が出現した．抗菌薬使用後の下痢であることから，*Clostridioides difficile*感染症（CDI）を視野にGDH・CDトキシン検査を実施したところ，GDH陽性，トキシン陽性の結果であった．なお，過去の検出歴はない．

　本症例の感染対策について，病棟看護師より病棟薬剤師に相談があり，対応を開始した．

　病室の状況

- 患者は4人床室に入室中
- 同室の患者は3人で，それぞれの情報は以下のとおり

患者A：腎盂がんに対して抗がん薬の点滴治療中

患者B：糖尿病を基礎疾患にもち，蜂窩織炎にて抗菌薬治療中

患者C：ネフローゼ症候群に対して免疫抑制薬の治療を開始予定

Exercise

Q1-CDIの治療内容として正しいものを次のなかから選べ．（設問レベル：★）

❶ バンコマイシン散（1回500 mg・1日4回・10日間経口投与）

❷ バンコマイシン点滴静注用（1回500 mg・1日4回・10日間点滴静注）

❸ メトロニダゾール錠（1回500 mg・1日3回・10日間経口投与）

❹ フィダキソマイシン錠（1回200 mg・1日2回・10日間経口投与）

Q2-4人床室に入室中のCDI患者に対する対応として，次のうち，適切でないものはどれか？（設問レベル：★★）

❶ 個室管理が可能な状況であったため，個室へ移動した．

❷ 個室は空いてなかったが，病棟内に他にもCDI患者がいたため，そのCDI患者と同室管理とした．

❸ 他の病室が空いていなかったため，そのまま4人床で入院継続とした．

❹ 退院可能な状況であったため，家族へ感染対策の指導をして退院とした．

Q3-ノンクリティカル器具の消毒のために0.1％次亜塩素酸ナトリウムを3 L調製する場合，必要な6％原液量は次のうちどれか？（設問レベル：★）

❶ 20 mL

❷ 30 mL

❸ 40 mL

❹ 50 mL

Answer

A1-❸

　本症例は，日常生活動作（ADL）上は自立しており，食事量も全量摂取できている状態の患者です．「*Clostridioides difficile* 感染症診療ガイドライン」の治療内容を参考に[1]，本症例は初発の非重症患者であることから，メトロニダゾール錠を1回500 mg，1日3回，10日間の経口投与での治療が推奨されます．なお，メトロニダゾールの錠剤はやや大きめであるため，患者が問題なく服用可能かを確認するほか，メトロニダゾールに対するアレルギーの有無を確認したのちに治療を開始しましょう．

A2-❸

　Clostridioides difficile の特徴は，芽胞を形成することです．これにより，乾燥・熱・消毒薬（アルコールは芽胞に無効）への抵抗性が強まり，環境表面で長期間生存することが可能であるため，徹底した感染対策が必要となります．

　つまり，患者発生を認知した場合は，速やかな患者隔離が必要です．「日本環境感染学会教育ツールVer.2（クロストリジウム・ディフィシル）」[2] に示された対応は，① 患者を速やかに隔離する，② 患者は可能な限り個室隔離する，③ 扉の開放や集団隔離は可能な限り避ける，④ 退院可能な限り早く退院してもらう，となります．

A3-❹

計算方法を示します．
解答 ①

　0.1％溶液と6％原液　…濃度は60倍

　3 L（3,000 mL）を60で割ると50 mL

解答 ②

　0.1％×3,000 mL＝6％×X mL

　X mL＝50 mL

文献

1) 日本化学療法学会・日本感染症学会 CDI診療ガイドライン作成委員会 編：Clostridioides（Clostridium）difficile 感染症診療ガイドライン，2018.（日本化学療法学会雑誌，66（6）：645-690, 2018.）
2) 満田年宏ほか 編（日本環境感染学会教育委員会教育ツール作業部会 製作）：日本環境感染学会教育ツールVer.2（クロストリジウム・ディフィシル），2008年4月公開（2021年8月閲覧）. http://www.kankyo-kansen.org/modules/education/index.php?content_id＝4

実践問題16（手術部位感染症の抗菌化学療法）

以下の症例情報を確認し，次頁の設問のなかで本症例において適切だと思われるものを選択しましょう．

67歳，女性．身長155 cm，体重45 kg.

8年前にステロイド依存性の潰瘍性大腸炎を発症した．その後，症状の改善と悪化を繰り替えしており，ステロイドの用量調整をしながら経過をみていた．先月より再び症状が悪化し，内視鏡検査にて広範の潰瘍および出血性粘膜を認めたため，大腸全摘・J型回腸嚢肛門管吻合術が施行された．

術後6日目に38.5℃の発熱を認め，正中創の発赤および排膿が認められ，手術部位感染症（surgical site infection：SSI）と診断された．

患者情報

既往歴 高LDL血症

家族歴 母親が関節リウマチ

嗜　好 喫煙：なし，飲酒：なし

使用薬 アザチオプリン，プレドニゾロン

副作用・アレルギー歴 ランソプラゾールで汎血球減少症

検査値

意識レベル JCS：0

バイタルサイン 血圧：110/70 mmHg，心拍数：75/分，呼吸数：16/分，体温：38.5℃

血液検査 白血球：14,400/μL，好中球：82%，赤血球数：355×10^4/μL，血小板：135,000/μL，ALT：37 U/L，AST：25 U/L，CRP：15.6 mg/dL

診断結果

手術部位感染症

計画

● 創部培養を行う

● 静注用抗菌薬を選択する

Exercise

Q1－手術部位が大腸の場合，SSIの推定原因微生物として一番可能性が低いものは次のうちどれか？（設問レベル：★★）

❶ グラム陰性菌

❷ 嫌気性菌

❸ 腸球菌

❹ 黄色ブドウ球菌

Q2－本症例で，初期投与に推奨される静注用抗菌薬を次のなかから2つ選択せよ．（設問レベル：★★）

❶ メロペネム

❷ クリンダマイシン

❸ セファゾリン

❹ セフォチアム

Q3－βラクタム系抗菌薬によるアレルギー歴があるSSI患者に，推奨されない静注用抗菌薬は次のうちどれか？（設問レベル：★★）

❶ バンコマイシン

❷ レボフロキサシン

❸ セフェピム

❹ メトロニダゾール

Answer

A1-❹

　消化管を切開・切除するような外科手術ののちにみられた感染症では，消化管内の常在菌の関与を疑う必要があります．回腸，結腸，直腸，肛門を含む下部消化管の臓器特有の主な常在菌には，*Bacteroides fragilis*群，腸内細菌科細菌（大腸菌群，サルモネラ，赤痢菌，腸球菌などのグラム陰性の通性嫌気性菌）があげられます．一方，上部消化管（食道，胃，空腸）では，大腸菌（*Escherichia coli*）や肺炎桿菌（*Klebsiella pneumoniae*）が主な常在菌としてあげられます．

　本症例では，手術部位感染症（SSI）の推定原因微生物として，グラム陰性菌，嫌気性菌，腸球菌が関与している可能性を考慮する必要があります．

A2-❶

　原因微生物として，グラム陰性菌，嫌気性菌，腸球菌の可能性を考慮したうえで，初期抗菌薬を選択します．

　グラム陰性桿菌を疑う場合，大腸菌や肺炎桿菌の一部では，基質特異性拡張型βラクタマーゼ（ESBL）産生菌を考慮する必要があります．その場合，第3世代・第4世代セフェム系抗菌薬やキノロン系抗菌薬に耐性を示します．

　初期で感受性が判明していない段階では，グラム陰性菌と嫌気性菌に効果をもつメロペネム（MEPM）を選択することが推奨されます．必要な検査を行い，感受性が判明したのちには，結果に基づき，ラタモキセフ（LMOX），フロモキセフ（FMOX），セフメタゾール（CMZ）や，タゾバクタム・ピペラシリン（TAZ/PIPC）が選択肢になります．

A3-❸

　A1で解説したとおり，手術部位が大腸の場合，SSIの推定原因微生物として，グラム陰性菌，嫌気性菌，腸球菌の可能性を考慮します．患者にβラクタム系抗菌薬へのアレルギー歴があれば，例えば，グラム陰性菌に対してキノロン系抗菌薬，嫌気性菌に対してメトロニダゾール（MNZ），腸球菌に対してバンコマイシン（VCM）が考慮できるでしょう．VCMが初期から用いられるケースはまれですが，不適切なVCMの使用によりバンコマイシン耐性腸球菌（VRE）が出現する可能性もあるため，過去の検出歴など参考にして，VCMの適正使用に努めましょう．

実践問題17（妊婦への抗菌薬投与）

　以下の症例情報を確認し，次頁の設問のなかで本症例において適切だと思われるものを選択しましょう．

　33歳，女性．身長159 cm，体重50 kg．過去に妊娠2回，出産2回．

　妊娠9週5日に，嘔吐頻回，水分摂取困難の訴えにて受診した．このときは，重症悪阻と診断され，入院にて点滴加療する方針となる．4日後（妊娠10週2日），頻回の尿意と排尿痛が出現した．体温は36.8℃と正常であったが，念のために尿培養を提出したところ，大腸菌（薬剤感受性良好）が検出された．

　先週と比べ嘔吐の症状は改善しており，食事摂取量は6割へと上昇していた．

患者情報

既往歴　特になし

家族歴　なし

嗜　好　喫煙：なし，飲酒：機会飲酒（妊娠判明後は飲酒なし）

使用薬　なし

副作用・アレルギー歴　なし

検査値

バイタルサイン　血圧：110/75 mmHg，心拍数：90/分，体温：36.8℃

感染症検査　尿培養：*E.coli*（非ESBL），菌量：10^4 CFU/mL

診断結果

急性膀胱炎

計画

● 抗菌薬投与について検討する

🔹 Exercise

Q1- 妊婦に対する抗菌薬の投与について，次のなかから正しいものを選択せよ.
（設問レベル：★★）

❶ 胎児の発育を考慮して，妊娠中はすべての抗菌薬が使用できない.

❷ 妊娠時期によっては安全性が高いニューキノロン系抗菌薬やテトラサイクリン系抗菌薬を使用することができる.

❸ 第1三半期（妊娠13週まで）は胎児が薬の影響を受けやすい時期である.

❹ 妊娠を知らずに抗菌薬を使用した場合には，妊娠の継続を中断すべきである.

Q2- 妊婦・授乳婦における医薬品の危険度分類，または安全性を評価する指標が存在する．次に示すそれら分類・指標の説明のなかから，正しくないものを選択せよ.
（設問レベル：★★★）

❶ 米国FDA分類は，ヒトあるいは動物における研究結果のエビデンスに基づいていることが特徴である.

❷ オーストラリアTGA分類は，ヒトでの安全性に関するデータとして過去の使用経験を重視していることが特徴である.

❸ 授乳婦への薬物投与に関しては，米国小児科学会（AAP）の指針が参考となる.

❹ 日本では国立感染症研究所が指針を作成している.

Q3- 本症例では妊娠10週2日の妊婦が急性膀胱炎の診断を受けた．このときの治療方針として，次のうち正しくないものを選択せよ．（設問レベル：★★★）

❶ 妊婦に対して安全性の高いクラリスロマイシンを使用する

❷ 妊婦に対して安全性の高いセファレキシンを使用する

❸ 妊婦に対して安全性の高いアモキシシリンを使用する

❹ 抗菌薬は使用せず，水分摂取を促して菌の排出を期待する

Answer

A1-❸

　妊娠時期ごとに薬の影響には差異があります．絶対過敏期（4週〜7週6日）から相対過敏期（8週〜15週6日）は胎児の器官形成時期にあたり，薬の影響を受けやすい時期です．この時期の薬物治療に関してはリスクとベネフィットを考慮する必要があります．

　妊婦に抗菌薬を使用する場合，細菌の細胞壁に選択的に作用するβラクタム系抗菌薬や，リボソームに選択的に作用するマクロライド系抗菌薬は比較的に安全性が高く，疫学的にも許容されています．一方，キノロン系抗菌薬は添付文書中で妊婦に対する使用が禁忌となっています．また，テトラサイクリン系抗菌薬については，歯牙への着色やエナメル質形成不全などのリスクを考慮する必要があります．なお，妊娠を知らずに抗菌薬を使用した場合であっても，主治医と相談のうえ妊娠の継続が可能です．

A2-❹

　海外の医薬品添付文書では，妊婦への薬物投与の判断基準として胎児危険度分類基準が示されていますが，わが国には公的機関による基準は存在しません．参考となる海外の分類基準に，米国食品医薬品局（FDA）によるFDA分類，オーストラリア保険省薬品・医薬品行政局（TGA）によるTGA分類があります．FDA分類は，ヒトあるいは動物における研究結果に基づいて安全性の5段階評価を行っている特徴があり，TGA分類は，過去のヒトでの使用経験を重視している特徴があります．なお，FDA分類は2015年6月以降，5段階の分類を廃止し，記述式に変更されています．

　また，授乳婦への薬物投与に関しては，米国小児科学会（AAP）の指針のほか，世界保健機関（WHO）による分類が示されており，臨床現場では，書籍「Drugs in Pregnancy and Lactation」や「Medications and Mothers, Milk」を参考にしています．

A3-❶

　妊娠中の薬物治療における胎児リスク回避の原則は，「非薬物療法により改善が期待できる方法があれば，そちらを選択する」「リスクを考慮しても薬剤投与を行うことにより得られる効果が病態の改善にとって必要であると判断したときのみ投与する」です．

　本症例の原因菌は尿培養から*E.coli*（非ESBL）と同定され，菌量が10^4 CFU/mLと治療対象となるケースであるため，薬物治療が必要ならば狭域のβラクタム系抗菌薬が候補になり，ペニシリン系抗菌薬またはセフェム系抗菌薬が選択されます．

おうちでできる「菌力 UP！」エクササイズ
入院編（注射剤）

2021 年 11 月 1 日　1 版 1 刷　　　　　　　　　　　　©2021

著　者
　坂野昌志　　奥平正美　　村木優一　　吉村昌紘

発行者
　株式会社 南山堂　代表者 鈴木幹太
　〒113-0034　東京都文京区湯島 4-1-11
　TEL 代表 03-5689-7850　　www.nanzando.com

ISBN 978-4-525-23871-1